Vorgelegt von Hrn. Zucker
in der Sitzung der Klasse für Sprachen, Literatur und Kunst
vom 6. September 1956
Zum Druck genehmigt am gleichen Tage, ausgegeben am 30. April 1957

Erschienen im Akademie-Verlag GmbH., Berlin W 8, Mohrenstraße 39
Lizenz-Nr. 202·100/424/57
Satz, Druck und Bindung: IV/2/14-VEB Werkdruck Gräfenhainichen-679
Bestell- und Verlagsnummer: 2010/56/IV/3
Preis: DM 4,—
Printed in Germany

SITZUNGSBERICHTE DER DEUT
DER WISSENSCHAFTEN Z

Klasse für Sprachen, Literatur u
Jahrgang 1956 · Nr. 3

Professor Dr. KARL DEICHG

GALEN ALS ERFORSC
DES MENSCHLICHEN PU

Ein Beitrag zur Selbstdarstellung des Wis
(De dignotione pulsuum I 1)

1957

AKADEMIE-VERLAG · BERLIN

Es ist das Kennzeichen von Galens eigenen biographischen Mitteilungen, wie sie über sein ungeheures, auch heute noch nicht vollständig erschlossenes schriftstellerisches Werk verstreut und z. B. in den von ihm selbst verfaßten Schriftenkatalogen aufgeführt werden oder wie sie in seiner Selbstbiographie, von der wir nur den Titel kennen, vorausgesetzt werden müssen: sie alle sind apologetisch und dementsprechend polemisch, oft von erschreckender Taktlosigkeit, mangelndem Gerechtigkeitssinn, einer Unsachlichkeit und Ruhmredigkeit, die uns in dieser Weise bei vergleichbaren Zeitgenossen oder den Vorgängern, denen er so vieles verdankt, keineswegs immer begegnet. Indem er sich selbst, sein Leben, seine Forschung, seine ärztliche Praxis stets idealisiert, ist es vor allem auch er selbst gewesen, der sich zum Vorbild für Spätere gemacht hat, die ihm, zu eigener Kritik nur selten fähig, das Beiwort „der Göttliche" gegeben haben. Wenn die von ihm mitgeteilten chronologischen Daten zuverlässig sind, so spiegelt sich auch darin, welches Bild der Leser von ihm erhalten soll. Dieser Mann, der auf Veranlassung seines Vaters früh eine umfassende Bildung erhielt, berühmte Lehrer verschiedener Richtungen schon in seiner Heimatstadt Pergamon hörte, später auch in Alexandreia und Korinth, der von Inhabern hoher römischer Magistrate, ja römischen Kaisern ihres Vertrauens gewürdigt wurde und von ihnen glänzende Stellungen erhielt, sorgt auch mit diesen einwandfreien Nachrichten über sein Leben für seinen Ruf und Ruhm, obwohl er damit rechnet, seine Mitteilungen könnten ihm in negativem Sinne ausgelegt werden und Skepsis erregen. Galens Gestalt ist durch die Verbindung von Verdienst und Ruhmsucht zwielichtig. Ganz abgesehen davon, daß Momente wie seine Neigung zu gelehrter Weitläufigkeit, überflüssig erscheinenden Wiederholungen den Leser, und nur zu verständlich auch den praktisch gerichteten Arzt, stets wieder abstoßen: jeder, der ihm gerecht werden möchte, muß sich immer wieder mit Gewalt zwingen, ja letzte Geduld aufbringen, will er nicht über den Schwächen der Darstellung das Wertvolle seiner Ausführungen übersehen.

Aber das muß nun auch festgestellt werden: wenn ein Mann wie Galen in diesem Maße und immer wieder nur ein Scheinbild von seiner Person gibt, so geschieht es doch allzu leicht, daß z. B. bestimmte Nachrichten, die ein echtes Forscherethos spüren lassen, übersehen und nicht so gewertet werden, wie es von dem ruhig betrachtenden Historiker verlangt werden darf. Selten — z. T. ist es auch daraus zu erklären, daß nicht nur der Fachmann seine Schriften liest — finden seine Verdienste etwa auf anatomischem Gebiet die gebührende Anerkennung, und nur zu oft wird übersehen, daß der Arztphilosoph, wenn er überlieferte Lehren verschiedener Schulen synkretistisch verbindet, doch eben nicht nur zusammenschreibt, kein Plagiator ist. So finden auch Nachrichten wie die über seine anfängliche Unsicherheit, die er selbst eingesteht, keineswegs stets die notwendige Beachtung. Galen stand wirklich einmal vor dem Abgrund pyrrhoneischen Nichtwissens, und erst als er zu der Erkenntnis gekommen war, was das Wesen der Mathematik, Astronomie, des logisch-methodischen Denkens ausmacht, ergab sich dem Wahrheitsuchenden die einzige Rettung. Diese Einsicht führte ihn dann aber auch dazu, sich von spekulativen Ideen, zweifelhaftem Pythagoreisieren oder der Astrologie fernzuhalten. Sein Leben stellt schon ein Stück Forschergeschichte dar. Ja, die so unleidliche Polemik gegen Vertreter anderer Schulen und Richtungen ist sogar hier und da mit Selbstkritik oder doch mit Aussagen verbunden, denen man nicht nachsagen kann, daß ihnen der Sinn für Objektivität auch der Selbstdarstellung ganz abginge. Hat der Leser dies erkannt, so kann er sich mit dem Menschen Galen leichter wieder versöhnen. Wir wollen damit keine Ehrenrettung versuchen, die dann doch so oft über das Ziel hinausschießt. Das bedarf u. E. keiner besonderen Begründung. Wir wollen aber bei dieser unserer Untersuchung gleichwohl ausdrücklich bitten, unseren Betrachtungen so unvoreingenommen wie möglich zu folgen. Wir wollen ein bestimmtes, selten beachtetes autobiographisches Stück aus einer von Galens Fachschriften zur Kenntnis nehmen, das, wie ich meine, auch in der Frage der Beurteilung seiner Person einen besonderen Platz verdient. Es ist allgemein und konkret genug, uns ein charakteristisches Bild von der Art, wie er seine Entwicklung als Forscher sieht, zu geben. So gehen wir den Gedanken und Mitteilungen nach, die Galen im Einleitungskapitel seines zweiten, vier Bücher umfassenden Werkes zur Pulslehre niedergelegt hat, seinen zum größten Teil autobiographischen Angaben in dem einführenden Kapitel der Arbeit „Über die Unterscheidung der Pulsarten" (8, 766—774). — Daß Galen sich in diesem Abschnitt bei der Frage nach dem Wesen der Pulsarten, also bei der Behandlung eines sachlich schwierigen Problems, mit Erfolg einer klaren Darstellung befleißigt, soll dabei, dies ist ja nicht selbstverständlich, festgehalten werden. Gemessen an der Sprach- und Stilkritik seiner Zeit stellt er sich uns als ein durchaus klar denkender und klar berichtender „Ἕλλην" dar. Uns erleichtert diese Tatsache die Wiedergabe seiner Gedanken in hohem Maße[1]).

[1] Die vier, je vier Bücher umfassenden Werke des Galen zur Pulslehre *Περὶ διαφορᾶς σφυγμῶν* 8, 493ff., *Π. διαγνώσεως σφυγμῶν* ebd. 766ff., *Π. τῶν ἐν τοῖς σφυγμοῖς αἰτίων* 9, 1ff. und *Π. προγνώσεως σφυγμῶν* 9, 205ff. sind ein Corpus von Untersuchungen, das der Verfasser als solches betrachtet wissen will. Ergänzungen, die auf diesen Werken aufbauen, stellen dar die *Περὶ σφυγμῶν εἰσαγωγή* und die auch von Johs. Gossen, De Galeni libro qui *Σύνοψις περὶ σφυγμῶν* inscribitur, Diss. Berlin 1907 schwerlich hinreichend charakterisierte Synopsis, die nicht nur inhaltlich ein Mehr gegenüber dem Corpus der Pulsschriften bietet. Man beachte die zahlreichen Gleichnisse. Alle Schriften des Galen zur Pulslehre müssen wir heute noch nach Kühn 1824 zitieren. Nur konnte ich noch das im

1.

Was hat dieser übersichtlich komponierende Galen, der selbstverständlich aus dem rhetorischen Unterricht die Lehre von der Bedeutung einer stilgemäßen Form des Prooimions kennt, aber auch sonst immer bestrebt ist, den Forderungen des wissenschaftlichen Ausdrucks gerecht zu werden, zu allererst zu sagen[1]? Die Antwort kann sich seinen eigenen Worten anschließen. Galen bringt zunächst die für sein Thema grundlegende Feststellung: Die Lehre von der Diagnosis der Pulse läßt sich auf geringem Raum darstellen, der Weg zur praktischen Fähigkeit, den Puls in seinem Wesen und in seinen einzelnen Besonderheiten im Bereich der Wirklichkeit eindeutig zu erfassen, dagegen braucht sehr viel Zeit. So führt Galen an das eigentliche Problem heran. In der Praxis kommt es darauf an, so sagt er, ein bestimmtes Sinnesorgan, den Tastsinn, bis zur Fähigkeit auszubilden, die allgemeine Eigenart und dazu die feinsten Unterschiede im Verhalten der Pulsbewegung zu erfassen. Den Tastsinn zu üben (*ἀσκῆσαι τὴν ἁφήν*), ist die erste Voraussetzung der für den Arzt so unentbehrlichen Beobachtung und Erkenntnis des Pulses. Und die

---

Archiv des CMG aufbewahrte, auf mehreren griechischen Codices und der Übersetzung des Gadaldinus aufgebaute Manuskript des bei Kühn 9, 534—549 nur lateinisch gedruckten Schlußteiles der Synopsis von Gossen benutzen, was ich auch bemerken will, obwohl ich daraus nicht zitiere. Wir haben im folgenden außerdem, wenn auch nicht immer gleichmäßig, außer den sonst erhaltenen, z. B. von M. Wellmann, Pneumatische Schule 170, 3 zusammengestellten Pulsschriften anderer Autoren, besonders Markellinos *Περὶ σφυγμῶν* zu berücksichtigen (ed. H. Schöne, M.' Pulslehre, Festschrift zur 49. Versammlung Deutscher Philologen und Schulmänner, Basel 1907, 448 ff.) — Zu Galens autobiographischen Mitteilungen siehe den Anhang I.

[1] Galens rhetorische Ausbildung ist von den ersten Schriften an unverkennbar, auch sein Stil bleibt von Anfang bis zum Ende seiner Schriftstellerei unverändert, wobei man selbstverständlich beachten muß, für wen das einzelne Werk geschrieben ist: ein erstaunliches Phänomen. Vgl. zu seiner Stilrichtung Verf., diese Sitzber. 1956, Nr. 2.

ganze Schwierigkeit dieses Erkennens ist damit gegeben. Da es der Puls ist, mit dem sich der Arzt zu beschäftigen hat, und somit der tactus das allein in Frage kommende Sinnesorgan, so muß der Arzt auf diesem Gebiet sich in einem Maße üben, wie es auf anderen Teilgebieten der Medizin nirgends der Fall ist. Galen bedient sich im folgenden bestimmter Ausdrücke aus der hippokratischen Schrift De officina medici, „Die medizinische Werkstatt". Wenn es um handwerkliche Dinge geht, benutzen die Ärzte bewährte Instrumente. Dem Verfasser der genannten Schrift folgt Galen, wenn er von *ἄρμενα, ὄργανα,* den von Ärzten entwickelten Kunstmitteln spricht, und auch wenn er den Ausdruck *ἐφ' ἡμῖν* gebraucht — wir können auf dem Gebiet des „Chirurgischen" von uns aus, mit von uns selbst frei erdachten Hilfsmitteln arbeiten, die wie die verschiedenen Arten des Messers auch etwa beim Öffnen des Körpers gute Dienste leisten, oder Hilfsmitteln, die wir bei der Erlernung des Verbindens benutzen, wo uns eine Holzpuppe nützlich sein kann[1]) —, aber die Einübung des Tastsinns mit solchen Mitteln liegt nicht „in unserem Vermögen" (*ἐφ' ἡμῖν*). Wir sind beim Puls und Tastsinn nicht in der Lage, auch nur in bestimmten Bereichen mit Instrumenten oder am „Phantom" zu arbeiten,

[1] Gal. 8, 767 u. *πρὸς γὰρ τῷ χρῆναι τὴν ἁφὴν ἀσκῆσαι . . . οὐδ' ἐφ' ἡμῖν ἐστιν ἡ ἄσκησις αὐτῆς. τὴν μὲν γὰρ τῶν ἀρμένων τε καὶ ὀργάνων χρῆσιν ἔτι τε τὰς ἀνατομὰς καὶ τὴν περὶ τοὺς ἐπιδέσμους τε καὶ βρόχους ἐμπειρίαν . . . τάχ' ἄν τις καὶ χωρὶς τῶν ἔργων ἐκμάθοι.* Vgl. dazu *Κατ' ἰητρεῖον* 2 (III 274, 1 L = II 30, 8 Kw.) *Τὰ δὲ ἐς χειρουργίαν κατ' ἰητρεῖον· ὁ ἀσθενέων, ὁ δρῶν, οἱ ὑπηρέται, τὰ ὄργανα, τὸ φῶς, ὅκου . . . ὅκου τό τε σῶμα τά τε ἄρμενα* und zu *ἐφ' ἡμῖν* auch Kap. 3, sowie Galens Bemerkung zu der auffälligen Reihenfolge *ὄργανα ἄρμενα* und seine Aufzählung der Instrumente 18 B 670, 14 (vgl. 744, 9). Der Verf. von *Κατ' ἰητρεῖον* entnimmt *ἄρμενα* aus Hipp. *Π. ἀγμῶν* 31 (III 528, 17 L = II 95, 17 Kw.; vgl. Verf. Die Epidemien und das Corpus Hippocraticum, Abh. Preuß. Ak. 1933, 80 ff.) — Die Verwendung des Ausdrucks *ἐφ' ἡμῖν* wird hier nicht aus der stoischen Terminologie stammen. — An aus Holz geschnitzten Puppen übt man das Verbinden, Gal. 18 B 630, 6 *δύναται ἡ ἄσκησις αὐτοῦ γίγνεσθαι μάλιστα μὲν ἐπὶ ξύλων ἐγγεγλυμμένων ἐς ἀνθρώπων ἰδέαν, εἰ δὲ μή, κατά γε τὰ τῶν παιδίων σώματα.*

sondern gezwungen, das Fühlen am lebenden Menschen auszubilden, an den *ἔϱγα*, — wir fügen Galens Ausführungen hinzu: wir müssen gegebenenfalls auch auf einmalige Möglichkeiten der Beobachtung einfach warten. Haben wir also sonst z. B. Nachbildungen (*μιμήματα*) zur Hand[1]), technische Apparaturen, die zwar nicht zu den letzten Zielen der Erkenntnis führen, wohl aber in ihre Nähe: bei der Aufgabe, die Pulsarten scharf zu erkennen, aber auch um das allgemeine Wesen der Pulsbewegung zu begreifen, fehlt uns jedes Hilfsmittel dieser Art. Dieses stellt Galen fest, und er glaubt, den Leser mit einer einfachen Überlegung sofort von der Richtigkeit seiner Behauptung überzeugen zu können. Niemals, meint er, dürfte die Erfindung von Mechanismen gelingen, an denen sich so eigenartige Pulsbewegungen wie der *σφυγμὸς δοϱκαδίζων*, also der gemsenartig springende, oder der *σκωληκίζων*, der sich regenwurmartig bewegende, anschaulich demonstrieren ließen, Pulsarten, die so selten vorkommen und so eigenartig sind. Von Herophilos, der die Bezeichnung einführte, wird überliefert, er habe selbst gesagt, der Fall des *δοϱκαδίζων* sei ihm nur einmal begegnet. Wir ergänzen, indem wir andere Beschreibungen des *δοϱκαδίζων* heranziehen: Wie die Gemse in ihrem schnellen Lauf zunächst kleine Schritte

[1] 768, 3 *μιμήματα τῶν ἀληθινῶν μηχανώμενοι*, 6 *ἄν τίς ἐξεύϱοι μίμημα*, 12 *οὐδὲν ἂν εὕϱοις τοιοῦτο μηχάνημα ἐπινενοημένον* (Vahlensche Wortstellung); *μίμημα, ἐξευϱίσκειν, ἐπινοεῖν*, besonders auch das letzte, alles Wörter aus der Mechanik und Technik. Bei der Betrachtung des Begriffs der Erfindung in der griechischen Technik sollte das *ἐπινοεῖν* nicht unberücksichtigt bleiben, das Ersinnen. Zum *Πϱῶτος εὑϱέτης* gehört *ὁ πϱῶτος ἐπινοήσας*. Von hier aus könnten die Untersuchungen von A. Kleingünther (*Πϱ. εὑϱέτης*, Philologus Suppl. XXVI, 1934) nicht unbeträchtlich ergänzt werden, vor allem im Kap. V. *ἐπινοεῖν* steht in unserer Überlieferung zuerst Hipp. *Π. ἄϱθϱων ἐμβολῆς* 42: Die Benutzung der Leiter bei Einrenkung von Rückgratwirbeln ist ein *ἐπινόημα ἀϱχαῖον, καὶ ἐπαινέω ἔγωγε σφόδϱα τὸν πϱῶτον ἐπινοήσαντα καὶ τοῦτο καὶ* . . .. In diesem Zusammenhang dürfte auch der Hinweis auf Gal. CMG V, 4, 1. 1 S. 59, 1 erwünscht sein: *οὐδὲ γὰϱ εὗϱεν αὐτὰ βίος ἀνδϱὸς ἑνός, ἀλλὰ κατὰ σμικϱὸν πϱοῆλθεν ἡ γϱαμμικὴ θεωϱία.*

macht, dann plötzlich zu einem großen Sprung übergeht und schwebend vorwärtsspringt, bevor sie die Erde berührt, so sind Kennzeichen des pulsus caprizans zunächst kleine und unscheinbare Diastolen und dann eine größere, und in dieser Diastole verbleibend, „schlägt" der Puls, bevor er fällt, nach einer zweiten Diastole den Tastsinn. Mit der Erfindung von zeitsparenden didaktischen Hilfsmitteln etwa zur Demonstration dieser Pulsart kann man — so Galen — nicht rechnen[1]). Der moderne Leser mag überrascht sein, daß der Mann, der so zahlreiche Einführungen geschrieben hat, den an sich und von uns aus gesehen, so produktiven Gedanken nicht weiter verfolgt, auch daß er zunächst, wo er diese Frage berührt, nur im Hinblick auf das Problem der mündlichen bzw. schriftlichen Beschreibung des Pulses feststellt, nur wenige seien imstande, eine befriedigende Beschreibung des Pulses zu liefern (768, 9). Der Leser ist überrascht, daß Galen Instrumente und Apparaturen, wie sie seit

[1] Zum *δορκαδίζων σφυγμός*: Die vorstehende Beschreibung ist aus Markellinos a. a. O. Z. 417f. genommen; sie kehrt aber ähnlich überall wieder, wo der Ausdruck gebraucht wird, z. B. Galen 8, 556ff. und Ps. Gal. 19, 412. Die Beschreibung dieses Pulses bei Rufus steht 231, 1 Daremberg, ebd. die des *σκωληκίζων* 231, 8ff. Daß Herophilos die Bezeichnung *δορκαδίζων* eingeführt hat, steht bei Markellinos Z. 429, dort auch, daß er diesen Puls nur einmal beobachtet hat, und zwar bei einem Eunuchen, während ihn Markellinos z. B. bei Geisteskranken häufig festgestellt haben will. Diese und andere Pulsarten im Bilde der Kurve festzuhalten, ist verlockend und erwünscht. Otto Schadewald, Sphygmologiae historia inde ab antiquis temporibus usque ad aetatem Paracelsi, eine auch sonst nicht verächtliche medizinische Dissertation (Berlin 1866), bringt auf den Tabellen am Schluß folgende Zeichnung für den pulsus caprizans (fig. X) 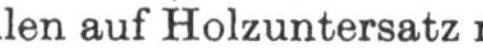. — R. Fuchs hat bei Puschmann, Handbuch der Geschichte der Medizin I, 398, 3 angemerkt, daß von Töply in Wien als Anschauungsmittel die 27 Pulsgattungen des Galen in Kartonmodellen auf Holzuntersatz mit Messingrahmen hatte herstellen lassen. Von Töply wird sich an Galens Diagramm 8, 504 mit seinen 27 Unterteilungen gehalten haben; der caprizans war durch von Töply also nicht demonstriert.

der hellenistischen Forschung durchaus denkbar sind und die doch der Einführung in die Pulslehre in jeder Weise dienlich sein könnten, sofort ablehnt. Vielleicht darf man dabei in Rechnung stellen, daß auch sonst der zur Spekulation geneigte Arzt das schon von den alten Ioniern entwickelte technisch-mechanische Interesse vermissen läßt. Wesentlich ist, in diesem Abschnitt einfach festzustellen, in welch starkem Maße Galen betont, daß der Arzt bei der Pulsbeobachtung stets auf den unmittelbar arbeitenden Tastsinn und seine Übung angewiesen ist und eben deshalb bei der Pulsdiagnose, in diesem Teil der medizinischen Kunst, besonders viel Erfahrung und Zeit gebraucht.

Oder jetzt das zweite Argument, das sich an das erste anschließt, aber mehr von dem Objekt, der in der Natur der Dinge gelegenen Schwierigkeit (*ἀκρίβεια τῶν πραγμάτων*) ausgeht. Galen bringt es in einem Vergleich des Typus a minore ad maius. Man vergleiche, so sagt er, und er wählt dabei diese Reihenfolge, die Techniker, deren Tätigkeitsbereiche anderen Sinneswahrnehmungen und deren Gebieten zugehören, die Künstler aus dem Gebiet des Optischen, also die Bildhauer und Maler, weiter diejenigen, welche ein feines Geschmacksvermögen besitzen müssen, die Weinmischer, die Kenner der Kochkunst, weiter solche, bei denen der Geruchssinn die entscheidende Funktion hat, die Salbenbereiter, und zuletzt diejenigen, deren Tätigkeitsbereich dem Gehör zugehört, die Musiker. Sie brauchen, obwohl ihnen reichstes Material zur Verfügung steht, viele Jahre zur exakten Ausbildung ihrer Sinnesorgane, und obwohl die einen es nur mit Formen, die anderen es nur mit Farben zu tun haben, bleibt ihnen die Übung nicht erspart. Auch wer das Auge schulen muß, benötigt Erfahrung und Zeit. Wer aber als angehender Arzt lernen will, die Unterschiede des Pulses genauer zu bestimmen, wieviel Zeit gebraucht dieser zur Übung des Tastsinnes! Da sollen „Quantität“, „Qualität“, „Zeit“ der Pulsbewegung, die „Spannung der Bewegung“, die Stärke der Gefäßwände, all diese Kennzeichen gleichzeitig erfaßt werden.[1]) Wieviel Zeit wird allein schon benötigt, wenn es gelingen soll, auch nur die eine Hälfte der Pulsbewegung zu erfassen, z. B. wenn er sich im Stadium der Diastole, also der Ausdehnung befindet. Darüber hinaus, was kommt nicht alles an Momenten hinzu, die bei der Unterscheidung der Pulsarten beachtet werden müssen. Galen hat schon den Begriff der Zeit eingeführt. Aber wenn nun das Zeitmoment im einzelnen bestimmt werden soll, so ergibt sich das Problem, wie der „Rhythmus", die „Taxis" zu fassen ist. Wieviel mehr Zeit erfordert also die Ausbildung des Tastsinnes bei der Pulsbeobachtung, verglichen mit den Künsten aus den Gebieten der anderen Sinnesorgane. Nicht einen bestimmten Ausschnitt, sondern das Ganze der Medizin in nicht mehr als sechs Monaten zu lehren, hatten sich die Methodiker, gemeint ist Thessalos von Tralles, erboten, diese hochgelehrten Männer. Was ist sinnloser und betrügerischer als dieses Versprechen (*ἐπαγγελία*)! Hilfsmittel, welche die Ausbildung abkürzen könnten, gibt es nicht, die eigentliche Schwierigkeit und damit die Unmöglichkeit, mit wenig Zeit auszukommen, liegt mehr noch bei der Pulsbeobachtung als bei den anderen Künsten im Objekt, genauer, in der begrenzten Möglichkeit, mit dem allein in Frage kommenden Sinnesorgan, dem Tastsinn, einem so differenzierten Gegenstand, wie es der Puls darstellt, gerecht zu werden. Galen mußte sich über Thessalos' Professio empören[2]). Er hatte nicht die Ge-

[1] Diese kategorialen Gesichtspunkte und der Terminus *τόνος* weisen speziell auf die Abhängigkeit Galens in der Pulslehre von Archigenes; vgl. M. Wellmann, Pneumatische Schule 171 ff.

[2] Daß „Methodiker" hier für Thessalos von Tralles, den Vereinfacher der methodischen Lehre steht, ergibt sich ohne weiteres aus Galen 10, 4 ff. oder Script. min. III, 15, 13. Thessalos dürfte es auch gewesen sein, der den ersten Aphorismus des Hippokrates umkehrte und wirklich formulierte: Die Kunst ist kurz, das Leben lang; vgl. R. E. Thessalos 6 Sp. 169 (H. Diller). Wieweit und ob Thessalos die Diagnose aus dem Puls berücksichtigt hat, können wir nicht mehr erkennen, doch scheint mir das Nachrichtenmaterial reich genug, um die

lassenheit eines nur der Aufgabe hingegebenen Forschers. Dies wird mitspielen, wenn er die Ausbildung der Pulsbeobachtung als so schwierig, ihre Voraussetzungen als so kompliziert darstellt. Ihn reizt auch hier seine ihm angeborene polemische Tendenz. Daß aber seine Ausführungen durchaus berechtigt sind, wissen Ärzte wie Laien. Wenn wir heute das Elektrokardiogramm und den Blutdruckmesser benutzen, so sind wir in einer glücklichen Lage. Wir verstehen aber Galen gerade auch, wenn wir diese Instrumente heute wie selbstverständlich gebrauchen und doch nach wie vor anerkennen, daß die Palpation von dem jungen Arzt immer wieder von neuem geübt werden muß.

Wir haben bisher die Hauptlinien von Galens Gedankengängen nachgezogen, wollen dann aber auch hinzufügen, obwohl wir uns damit zunächst mindestens scheinbar von unserer Aufgabe entfernen, was dem geschichtlichen Verständnis solcher Überlegungen von Nutzen sein kann. Lehrt doch Galen auch wieder nur, was sich mit Notwendigkeit ergab, als die diagnostische Bedeutung des Pulses voll erkannt worden war. Dürfen wir für uns in Anspruch nehmen, die griechische Geschichte der Wissenschaft von den Sinnesorganen im allgemeinen zu überblicken, so müssen wir feststellen, daß sich eben besonders mit der Erkenntnis des Wertes der Sphygmologie notwendig die Fragen nach Möglichkeit und Grenzen der Tastwahrnehmung mehr und mehr ausbildeten. Hier sei daran erinnert, daß z. B. noch der Begründer der Vierelementenlehre Empedokles in der methodischen Einleitung seines philosophischen Lehrgedichts wohl die Forderung aufstellt, man dürfe seine Erkenntnisse nicht auf einem Sinnesorgan allein aufbauen und so übereilt vom Einzelnen auf das Ganze schließen, wobei dann das Tastgefühl mitgenannt wird. (Der medizinische Verfasser der Schrift „De officina medici" folgt dem Philosophen in den ersten Sätzen seiner brachylogischen Schrift). Aber weder Empedokles noch in

---

Annahme zu stützen, daß er sich mit dem Puls jedenfalls nicht eingehend beschäftigt hat.

der Folgezeit Demokrit, dessen Lehre von den Atomen, also körperlich gedachten Elementen, was Anhänger der skeptischen Philosophie mit Recht gefordert haben, dem Tastsinn eine Sonderstellung hätte geben sollen, wandten ihr Interesse diesem Sinnesorgan und seiner Erklärung, dem Organ und dem von ihm erfaßten Wahrnehmungsbereich in dem zu erwartenden Maße zu. Wir finden aber auch bei Aristoteles nur Ansätze zur Erklärung dieses Sinnesorgans. Das ist in der Medizin insofern anders, als das tastende Berühren etwa bei der Lehre vom Fieber sich notwendig ausbildet. Bei Hippokrates finden wir dementsprechend den tactus als Mittel der Diagnose. Ein echter Fortschritt ist aber erst gegeben, als die Gefäße in ihrer Eigenart näher bestimmt, Nerven, Arterien und Venen auseinandergehalten werden, im Grunde erst in der alexandrinischen Medizin, insbesondere des Herophilos und der Herophileer sowie der sich von ihnen abzweigenden, zu einer selbständigen Richtung fortschreitenden empirischen Ärzte, die nur der Erfahrung folgen wollen und sich den dogmatischen Schulen mit ihrer Überbewertung der Spekulation entgegenstemmen. Es ist uns nicht möglich, das gesamte Material aus der Geschichte der Pulslehre dem Leser vorzulegen[1]). Nur als charakteristisches Zeichen für die Entwicklung sei vermerkt, daß man in der Kaiserzeit, als Hippokrates zum Inbegriff des allseitigen, idealen Arztes wurde, begreifliche Mühe hatte, in den seinen Namen tragenden zahlreichen Schriften eine voll ausgebildete Pulslehre und die mit ihr verbundenen Probleme zu finden. Man notierte mit Recht das Vorkommen des Ausdrucks *σφυγμός* und pries ihn auf Grund ganz bestimmter Sätze als den Begründer der Sphygmologie, aber das war nur

[1] Aristoxenos brachte die Geschichte der Pulslehre in der Form einer Aufeinanderfolge von Definitionen, vgl. H. Schöne, De Aristoxeni *Περὶ τῆς Ἡροφίλου αἱρέσεως* libro tertio decimo, Diss. Bonn 1893 mit der Korrektur von Wellmann, Pneumatische Schule 12, 8. Immer noch wertvoll ist die Zusammenstellung von Erwähnungen des Pulses bei Hippokrates und Späteren, die Daremberg Rufus 616ff. bietet.

ein Notbehelf, so daß man oft den Ruhm, die Pulslehre aufgebaut und entwickelt zu haben, doch Männern wie Herophilos und Erasistratos, den großen Alexandrinern, überlassen mußte. So urteilte Galen auf Grund von Aristoxenos „Über die Schule des Herophilos", des Medizinhistorikers aus der Zeit des Augustus und Tiberius. Oder man fand, was man finden wollte, in einer ausgesprochen späten Schrift des Corpus Hippocraticum. Derartiges geschieht bei dem der pneumatischen Schule folgenden, geschichtlich interessierten Markellinos in seinem Abriß „Über die Pulse". Markellinos kann ein altes Wort aus einer nicht mehr identifizierbaren, noch ionisch geschriebenen medizinischen Schrift anführen, die Sentenz, das Tastgefühl des Arztes ist schärfer als sein Auge: *ϑίξις ὀξυωπεστέρα ἰητροῦ*[1]). Es ist ein Wort, das einmal gegen eine medizinische Richtung gebraucht sein wird, die bewußt in erster Linie von der Beobachtung der Ausscheidungen aus dem Körper ausging und der Palpation des Pulses einen gleichen diagnostischen Wert nicht zuerkennen wollte. Für unsere Betrachtung ist noch bedeutsamer, daß derselbe Markellinos zum Beweis dafür, daß Hippokrates große Entdeckungen auf dem Gebiet der Pulslehre gemacht habe, seine Zuflucht zu einem fast rätselhaft anmutenden Satz aus Pseudohippokrates De alimento nehmen und diesen außerdem ausdeuten muß. Es geht um die von Herophilos und dann auch von den Pneumatikern sowie von Galen vertretene Beobachtung von der Entsprechung der Pulsrhythmen zu den Lebensaltern. Markellinos findet diese Lehre zu unserem Erstaunen und auch wieder für uns nicht überraschend in der mit stoischen Lehren durchsetzten Schrift „Über die Nahrung". Der Beweis beruht auf einer Selbsttäuschung. Ein besonders dem Archigenes ver-

[1] Markellinos a. O. Z. 11 ff. *διὸ καὶ τὸν Ἐρυϑραῖον* (sc. *Ἡρακλείδην*) *ἐπῄνεσα ϑαυμάσαντα, πῶς ἔνιοι προπετέστερον τῶν Ἡροφιλείων ἀκριβείας τὰ πρῶτα ἔδοσαν τῇ περὶ ἐκκρίσεων πραγματείᾳ· κατ' οὐδὲν γάρ φησιν ἀγχινοίας ἐλάττονος δεῖσϑαι τὴν περὶ σφυγμῶν ἐμπειρίαν.* — Zu der Sentenz vermutet H. Schöne Hipp. *Περὶ βελῶν ἐξαιρέσιος* als Quelle, 341ff.

pflichteter Arzt, ein Pneumatiker, findet die bedeutsame Beobachtung formuliert in einer von einem stoisch-pneumatischen Fälscher verfaßten, dem Hippokrates untergeschobenen Schrift[1]). Wie Markellinos vorgeht, so beweist auch er nur, nun aber in aller Deutlichkeit, daß es die spätere, also die hellenistische Medizin war, welche in der Pulslehre und auch für die Bewertung des Tastsinnes maßgebend wurde. Wenn Galen dem Thessalos vorwerfen kann, er habe die hippokratische Weisheit Ars longa, vita brevis nicht begriffen, er spricht es an anderer Stelle aus, so müssen wir festhalten, daß ihm die hellenistische Medizin, diese eigentliche Forschermedizin, vorausgegangen ist und seine (wie auch Archigenes') Lehren vorbereitet hat. Wo wir hier die hellenistische Medizin heranziehen[2]), wollen wir aber auch noch ein-

[1] Markellinos, soviel ist trotz des in Einzelheiten korrupten Textes gesichert, glaubt in *Περὶ τροφῆς* IX 116 L = CMG I 1, 84, 7 die mit den Altersstufen erklärten Typen *εὔρυθμοι* (sc. *σφυγμοί*), *παράρρυθμοι καὶ ἑτερόρρυθμοι* zu finden. Nach M. zeigt Hippokrates' Satz die ihm eigene Breviloquenz (vgl. Gal. 7, 909, 5). Auch Markellinos' Feststellung, Erasistratos habe auf dem Gebiet der Pulslehre seine Verdienste in erster Linie als Lehrer, nicht als Entdecker, gehört zu seiner Vorstellung, daß Hipp. bereits eine vollständige Pulslehre hatte, Z. 48ff. Erasistratos hat nach M. andererseits nicht geschrieben, da Hippokrates hier das vollständige Material liefert. Richtiger Zeitansatz von De alim. bei H. Diller, Sudhoffs Archiv 29, 1936, 179ff. — Zum Problem der Pulsbeobachtung bei Hipp. vgl. Gal. 8, 497 (Kap. 2): H. gebraucht das Wort *σφυγμός* und scheint sich in der Pulslehre auszukennen, aber erst Erasistratos hat diesen Teil der Medizin ausführlich behandelt. Auf die Unterscheidung von *σφυγμός* und *παλμός*, die für die Entwicklung der Pulslehre besondere Bedeutung hat, gehe ich nicht ein.

[2] Es wäre auch, um Galens Forschertum richtig bewerten zu können, sehr erwünscht, wenn die Äußerungen hellenistischer und gleichzeitiger Wissenschaftler über ihr Forscherideal und ihr Forscherbewußtsein einmal vollständig gesammelt würden, möglichst im Zusammenhang mit den von ihnen geübten Methoden und Ergebnissen. Ich verweise hier z. B. auf Äußerungen von und über Erasistratos, dessen Arbeit ohne die des Peripatos nicht denkbar ist. Hierher würde z. B. Gal. 5, 602, 9 (= 598, 11 Müller), der Bericht über Erasistratos' Entdeckung gehören, daß

mal betonen, daß Galen von ihr das technische Interesse eben nicht übernimmt. Es sei ausdrücklich gesagt, daß er z. B. ein Mechanema des Herophilos nicht erwähnt, das den Modernen so stark interessiert. Daß Herophilos eigens eine Uhr konstruierte, um den Puls genau zu messen, wissen wir nicht aus Galen, sondern mehr zufällig aus Markellinos' Schrift. — Halten wir also als wesentlich folgendes fest: Galen hat an den Problemen der Pulslehre die Problematik der medizinischen Beobachtung entwickelt, wenn er auch in diesen sicherlich gelehrten Darlegungen zugleich seine eigene Überlegenheit demonstrieren konnte und wollte, und beachten wir auch, daß er die Schwierigkeiten der Aufgabe in erster Linie doch so ausführlich darstellt, weil er sich seinen Konkurrenten, den Methodikern, gegenübersieht.

---

nämlich die Nerven ihren Ursprung im Gehirn haben, insbesondere Z. 14 *ἀλλ' ὅτε πρεσβύτης ὢν ἤδη καὶ σχολὴν ἄγων μόνοις τοῖς τῆς τέχνης θεωρήμασιν ἀκριβεστέρας ἐποιεῖτο τὰς ἀνατομάς, ἔγνω καὶ τὴν οἷον ἐντεριώνην τῶν νεύρων ἀπ' ἐγκεφάλου πεφυκυῖαν* (folgt wörtliches Zitat). *ἐνταῦθα ὁ 'Ερασίστρατος ὁμολογεῖ τὸ πρότερον ἀγνοούμενον ἑαυτῷ σαφῶς ἑωρακέναι τηνικαῦτα τῶν νεύρων ἕκαστον ἐξ ἐγκεφάλου φυόμενον.* Daß Erasistratos ernster Forscher im Sinne des Fortschreitens und der Selbstkorrektur war, bedeutete ein Vorbild für Spätere. Auf ihn kann sich nicht zufällig Markellinos im Epilog seiner Pulsschrift berufen: *εἰ δέ τις ἢ κατ' ἀκολουθίαν ἢ κατὰ πολύνοιαν κρείττονα τῶν ἡμετέρων εὕροι, αὐτός με 'Ερασίστρατος ῥύεται ἀεὶ πλέον νεωτέρᾳ παλαιᾶς εἰς εὕρεσιν <ἐπι>διδούς.* Ein methodischer Grundsatz des Erasistratos, den er seinen Lesern und Schülern einzuprägen pflegte, steht u. a. Gal. *Περὶ τ. πεπονθότων τόπων* 8, 14, 14. Auch die Apophthegmata können von Wert sein: Erasistratos schätzte sich glücklich, in seinem Vaterland zu sterben; ein derartiger Ausspruch bleibt immer wichtig für die Frage, wieweit Philosophen und Wissenschaftler sich als Kosmopoliten fühlen oder nicht (die Stoiker!). Bei Stob. Ecl. 4, 30 steht eine Anekdote mit dem Ausspruch des Herophilos. Es ist seine Antwort auf die Frage, wer ein vollkommener Arzt sei. Er antwortete: wer das Mögliche vom Unmöglichen zu unterscheiden versteht; vgl. Hippokrates' Leitspruch „Nützen oder nicht schaden". Doch dieses Thema muß, wie gesagt, einmal unter dem Gesichtspunkt der Vollständigkeit behandelt werden.

2.

Aber, so fragt der Leser, der doch Galens bis ins einzelne gehende vier Bücher über die Diagnosis der Pulse in der Hand hat: wie ist dieser Mann zu seinen Einzelerkenntnissen gekommen? Schon in dem ersten Abschnitt der Einleitung sprach er persönlich, und das wird der Leser doch besonders willkommen finden, daß er auch weiter in erster Person, also autobiographisch spricht, jetzt in einer Schilderung, auf welchem Wege und überhaupt wie er seine Erkenntnisse gewonnen hat. Den Begriff „Entwicklung" anzuwenden, wollen wir hier unterlassen, wohl aber das Besondere, wie er seinen Weg findet und ihn schildert, in Übersetzung und wo nötig, mehr noch als bisher, in Paraphrasen wiedergeben. „Muß ich die Wahrheit sagen", sagt er 770, 10 im Anschluß an seine Kritik der Methodiker, „so bedarf es, um zur letzten Vollkommenheit einer zuverlässigen Wissenschaft von den Pulsen (*τὴν τελειοτάτην ἐπιστήμην*) zu kommen, eines ganzen Menschenlebens und bis zu der Stufe, zu der ich meine Kenntnisse nunmehr entwickelt habe, vieler Jahre. Vom Beginn meines regelmäßigen Besuchs des medizinischen Unterrichts an — es war in seinem 17. Lebensjahr in Pergamon nach Abschluß einer allgemeinen Ausbildung — hatte ich ein wahrhaft ungewöhnliches Verlangen, mir die Wissenschaft von den Pulsarten (*τῆς περὶ τοὺς σφυγμοὺς τέχνης*) anzueignen; ich ließ es von diesem Zeitpunkt an bis zum gegenwärtigen Augenblick nie an Übung fehlen, bin aber immer noch nicht überzeugt, diese Wissenschaft ausgelernt zu haben. Viele Jahre mußten vergehen, in denen ich nicht einmal sicher war, *ob* sich mit dem Tastsinn, diesem allein in Frage kommenden Organ, eine klare Vorstellung von der Systole der Arterien gewinnen läßt. Vielmehr war es für mich die ganze Zeit über eine unbeantwortete Frage (*ἄπορον*), ob Archigenes von Apamea oder Herophilos oder Agathinos, diese und ihre Anhänger oder die Mehrzahl der Empiriker mit ihren Behauptungen Recht hätten." Galen konnte sich nicht entscheiden, ob der Puls eine „natürliche Diastole und natürliche Systole des Herzens und der Arterien“ sei, wie Archigenes behauptet hatte, oder ob Herophilos mit seiner Lehre, beim Puls wirkten Herz und Arterien durch Druck, im Recht war, oder Agathinos, der nur allgemein von einer Bewegung des Herzens und der Arterien gesprochen hatte, oder ob die Vertreter der empirischen Skepsis richtig feststellten, nur der Schlag des Pulses sei wahrnehmbar und darüber hinaus könne Sicheres nicht behauptet werden (das letzte bedeutete geradezu die Auffassung, daß alle Erkenntnis unmöglich sei[1])). „Soweit war ich davon entfernt, ein klares Wissen davon zu besitzen, ob es möglich ist, die Systole als Ganzes, oder in einem Teil und im letzten Fall wieviel davon wahrzunehmen. In gleicher Verlegenheit blieb ich bei der Frage, ob die Diastole wahrnehmbar sei. Und dies ist doch das Primäre und Elementare in der Wissenschaft vom Puls, es ist die condicio sine qua non dafür, alle übrigen Eigenschaften des Pulses exakt zu erkennen.“ Nur dies stand ihm fest, daß die Lehre der Empiriker, ihre Behauptung, der Puls zeige sich der Wahrnehmung als ein Hinauf- und Hinabgehen der Arterie und ihre Ablehnung der

---

[1] Archigenes definierte den Puls als *καρδίας καὶ ἀρτηριῶν διαστολὴ φυσική τε καὶ συστολὴ φυσική* Gal. 8, 754 (zu Beginn seiner Schrift *Περὶ σφυγμῶν*), Herophilos' Auffassung steht Gal. ebd. 733 und ausführlich bei Rufus 224, 3 Daremberg. Agathinos, der Lehrer des Archigenes, ging, der peripatetischen Fragestellung folgend, der verschiedenen Wortbedeutung von *σφυγμός* nach und brachte z. B. die bewußt allgemeine Erklärung *τῆς καρδίας καὶ τῶν ἀρτηριῶν κίνησις* (Gal. 8, 750, 9ff.). Zur Lehre der Empiriker vgl. Verf. Griechische Empirikerschule, frg. 71ff. und S. 313; zusammenhängende Darstellung bei Wellmann, Pneumatische Schule 169ff. — Beachten wird man hier wie im folgenden, daß das Problem der Wahrnehmbarkeit des Pulses alt ist; vgl. Wellmann, a. a. O. oder Gal. Synopsis 9, 443, 11 *διαδέχεται ἡμᾶς μεγίστη διαφωνία τῶν ἰατρῶν, ἐνίων μὲν ἡγουμένων αἰσθητὴν εἶναι τὴν συστολὴν τῆς ἀρτηρίας, ἐνίων δὲ ἀναίσθητον*. In derselben Schrift stehen übrigens kurze Anweisungen zur Übung in der Pulsbeobachtung 449 und sonst.

Diastole falsch waren. Dies war mein einziges Wissen viele Jahre lang, und erst in den folgenden Jahren kam die Erkenntnis einer bestimmten Pulsgattung, die des heftigen Pulses (p. vehemens, *σφοδρός*), von den übrigen Arten war mir auch nicht eine bis dahin bekannt. In einer Art tiefer Aporie fühlte ich mich viele Jahre lang hin- und hergeworfen. Allein, ich gab das Forschen nicht auf, und dieser Ausdauer und einer immer intensiveren Bemühung verdankte ich den Erfolg, daß sich in einem bestimmten Augenblick meinem Tastsinn ein, wenn auch unscharfes, Bild (*ἀμυδρὸν φάντασμα*) der Systole darbot, ja, bei noch intensiverer Übung blieb es dann nicht mehr bei einer verschwommenen Vorstellung, sondern es kam zu einer evidenten Diagnosis, eben der Systole, und mit gleicher Klarheit, der Diastole.“ Der Höhepunkt des Weges war erreicht: „Wie schnell dann die Diagnosis alles übrigen folgte, vermag ich gar nicht zu sagen: Alles strömte nur so herbei, erschien in der Folge in klarer Faßbarkeit, wie wenn in einem Augenblick in Finsternis und Dunkel ein helles Licht aufflammt (*ἐπέρρει γὰρ ἅπαντα καὶ σαφῶς λοιπὸν ἐφαίνετο καθάπερ ἐν σκότῳ λαμπροῦ φωτὸς ἀθρόως ἐκλάμψαντος*)“. Galen zieht dann sofort eine praktische Lehre aus diesem Erlebnis: „Wer diese Darlegung als „wahre Lehre“ und nicht als Fabel aufnimmt (*τοῦτον τὸν λόγον ὡς ἀληθῆ λόγον καὶ μὴ μῦθον*), wird größten Gewinn davon haben, er darf nur nicht in Verzweiflung seine Bemühungen, das Gesuchte zu finden, aufgeben, und wenn er auch so lange, lange Zeit in Unkenntnis bleibt.“ Galen beschreibt das Erlebnis in diesem Zusammenhang noch in anderer Weise und mit einer Nuance besonderer Art: „Unmerklich wächst mit dem Prozeß des Forschens als solchem (d. h., ohne daß andere Momente hinzukommen), langsam fortschreitend, ein gewisses Kunstvermögen (*ἕξις*), — erstaunlich: denn bevor es voll ausgebildet ist, ist zu keinem Zeitpunkt deutlich, ob es sich zu bilden beginnt. Ist es aber vollkommen ausgebildet, so tritt es auf einmal voll in Erscheinung und zahlt in Kürze die Frucht aller früheren Mühen, um den weniger gebildeten Ausdruck zu gebrauchen, das volle Kapital mitsamt den Zinsen aus (*λεληθυῖα γάρ τις ἐν αὐτῷ τῷ ζητεῖν ἕξις ὑποτρέφεται κατὰ βραχὺ προϊοῦσα, πρὸ μὲν τοῦ τελειωθῆναι μηδ' εἰ ἄρχεταί πω δήλη τυγχάνουσα, τελειωθεῖσα δ' ἀθρόως ἐκφαίνεται πάντων τῶν προπονηθέντων τὸν καρπὸν ἀποδιδοῦσα διὰ ταχέων καί, ἀγροικότερον φάναι, σὺν αὐτοῖς τοῖς τόκοις*)". Galen beschreibt weiter, etwa, wie die evidente Diagnosis der Systole mit der der Diastole zusammenfällt, die unerwartete Feststellung, welche sich mit der letzten Stufe des Forschens einstellt; vorher hat er nicht die geringste Sicherheit, ob das Erkennen schon eintritt. Das vollkommene Erkennen bedeutet die Frucht langen Mühens, ohne daß der Fortschreitende vorher etwas von der wachsenden Fähigkeit spürte. Der Weg stellt sich nicht dar als ein von einem Wissen um sich selbst begleitetes, stufenweise fortschreitendes Unterscheidungsvermögen außer in der Rückschau, vom Endpunkt aus. Nicht, daß damit ein Wunder geschähe, aber wie ein Wunder hat es Galen erlebt, und so werden es auch andere bei gleichen Voraussetzungen erleben. Und auch aus den Worten, wie Galen die Entwicklung und weiter die Vollendung schildert, spricht das Eigenartige, Unverständliche, ja Wunderbare. Das kann so sein, sagen wir leicht, es gibt eine intuitive Wahrnehmung, aber dieses Erlebnis ist selten, und wir erkennen auch daran, weshalb Galen sich der Großartigkeit dieses Phänomens bewußt ist. Soweit wir sehen, hat er diese Erfahrung dann noch einmal beschrieben, in der gleichen Schrift und in dem gleichen ersten Buch, 3. Kap. (786): Wenn Männer von solchem wissenschaftlichen Rang wie Agathinos und Herophilos sich in der Frage, ob die Systole wahrnehmbar ist oder nicht, widersprachen, Männer, die wohl geübt waren im Denken und Wahrnehmen, dann war es wirklich schwer, ja es erschien unmöglich, dem einen vor dem anderen Vertrauen zu schenken. „Den eigenen Tastsinn in den feinsten Unterscheidungen zu üben, das schien mir richtig, um dann, wenn mir selbst einmal die Systole deutlich wahrnehmbar würde, keines anderen Zeugen zu bedürfen, zum zweiten, die Alten zu studieren, um ihre Behauptungen am

Maßstab meiner eigenen Beobachtungen zu überprüfen und gegebenenfalls, z. B. wenn kein anderer oder nur ganz wenige und Männer ohne wissenschaftliche Autorität die Wahrnehmbarkeit der Systole lehrten und mir selbst ihre Nichterkennbarkeit klar geworden wäre, den Gedanken der Auffindbarkeit abzulehnen, zuzugeben, daß die Systole nicht wahrnehmbar sei". Da aber kam er zu der bestürzenden Feststellung, daß nicht einmal die Anhänger der einzelnen Schulen unter sich einig waren, „und auch meine Lehrer konnten mir in meinen Untersuchungen nicht helfen, auch sie gestanden — wir denken an Satyros, Pelops, Numesianos, Julian, — eine klare Diagnosis der Diastole niemals gehabt zu haben. Sie begründeten auch in verschiedener Weise ihre Zurückhaltung und es gelang jedem leicht, mich zu überzeugen, da sie ja sich auf den Tastsinn als Zeugen beriefen. Und auch ich selbst vermochte nicht wahrzunehmen, daß die Arterie sich zusammenzog. Es fehlte nicht viel, daß ich mein Bemühen aufgegeben hätte, als ob die Systole nicht wahrnehmbar sei, hätte sich mir nicht einmal ein gleichsam wie durch ständiges Reiben entzündetes und aufleuchtendes Feuer das Wahre gezeigt, und ich nun nicht mehr auf andere Zeugen und Beurteiler angewiesen war, sondern mir selbst genug wurde (788, l. Z. *οὐ γὰρ ᾐσθανόμην συστελλομένης τῆς ἀρτηρίας καὶ ὀλίγου δεῖν ἀπέστην ὡς οὐκ αἰσθητῆς αὐτῆς, εἰ μή μοί ποτε καθάπερ ἐκ παρατρίψεως πυκνῆς πῦρ ἐξαφθὲν καὶ λάμψαν ἐναργῶς ἔδειξε τὸ ἀληθές, ὥστε μηκέτι ἑτέρων δεῖσθαι μαρτύρων καὶ κριτῶν, ἀλλ' αὐτὸν ἱκανὸν ἐμαυτῷ γενέσθαι*)". Galen geht in dieser zweiten Schilderung nicht ganz von den gleichen Anfängen aus wie in der Einleitung, aber das Bild der plötzlichen Erleuchtung im Kontrast zu dem lange währenden Zustand der Unklarheit und des Zweifels über die Möglichkeit, die Systole wahrnehmen zu können, erscheint auch hier. Dies ist also ein charakteristisches Kennzeichen in Galens Pulsdiagnose, oder, wenn wir vorsichtiger formulieren wollen, als charakteristisches Erlebnis stellt er dieses Phänomen dar. Weil wir aber so formulieren müssen, haben wir nun auch zu fragen, in welchem Bereich sich dieses Erlebnis entwickeln konnte, wir halten fest: die Erleuchtung über das Wesen der Pulsbewegung.

Sehen wir uns jetzt also um, wo wir diese Art von Erleuchtung im Reich des Sensiblen finden, so, glaube ich, müssen wir feststellen, daß jedenfalls in Lehren von der Übung des Tastsinns zunächst innerhalb der Medizin, dann aber auch auf weiteren, aber ähnlichen Gebieten des Erkennens dieses Bild und das mit ihm bezeichnete Erlebnis nicht so schnell nachweisbar ist (das Symbol bezeichnet ein Erlebnis). Daß die Empiriker, um die medizinischen Richtungen durchzugehen, einem solchen Weg, dem der Erleuchtung, auch wo sie an ihren Auffassungen nicht starr festhalten, keinen Raum geben, ist klar, und daß die Methodiker ebenfalls ausfallen, bedarf keines Beweises; das Fehlen entsprechender Partien ist hier ein gültiges argumentum ex silentio. Galen ist ja auch auf dem Wege über Beobachtung und Historia als Zeugenbefragung (*τήρησις* und *ἱστορία*), den beiden ersten Grundlagen der empirischen Lehre, zu keinem Ergebnis gekommen. Die Vorstellung vom Puls als einer Aufeinanderfolge von Diastole und Systole gehört zudem nicht zur empirischen Lehre. Aber auch die Methodiker haben im besten Fall der Sphygmologie keine irgendwie entscheidende Stellung zuerkannt und in ihrer atomistischen Theorie, auch Erkenntnistheorie die Erleuchtung als legitimen Erkenntnisweg kaum anerkannt. Bleiben wir bei den medizinischen Schulen, so wäre die dritte aus Galens Zeit andererseits die erste, welche für die Möglichkeit in Frage käme, dem Begriff der Erleuchtung einen mehr oder minder festen Platz konzediert zu haben. Die *ἕξις*, welche wächst — wir denken an die Vorstellung vom *σπερματικὸς λόγος* — ist stoische Lehre, dabei auch durch ihre Heraklitinterpretation mitgegeben. Stoische Elemente sind ein Charakteristikum der pneumatischen Schule. Ein anderes ist aber die platonisierende Seite ihres Denkens, und bei Platon hat doch die Erleuchtung ihren Platz. Mag es auch gewagt erscheinen, hier an Platon selbst zu erinnern, also seinen zweifellos dialcktischen Begriff der Erleuchtung bei den Pneumatikern anzusetzen und auf dem Umweg über sie Galen an diesem Begriff teilnehmen zu lassen: Wesentlich ist es doch, daß Platon diesen Begriff besitzt und an Höhepunkten seiner Philosophie erglänzen läßt. Es ist dann z. B. der Stoiker Seneca, der sagt: „eadem est praeceptorum condicio quae seminum: multum effficiunt, et angusta sunt. tandum idonea mens capiat illa et in se trahat., und hinzufügt: multa invicem et ipsa generabit et plus reddet quam acceperit (Ep. 38, 2). Und Platons Lehre von der Erleuchtung faßt Rudolf Bultmann, Julius Stenzels Ergebnissen folgend, in seinem Aufsatz zur Geschichte des Lichtsymbols in Sätzen wie diesen zusammen: „Entsprechend stellt Platon den Gewinn der Erkenntnis des Wirklichen, des Seienden, als eine Erleuchtung vor im Unterschied zu einem einfachen Wissenserwerb, wie er im Raum der sichtbaren Welt des Werdens (als bloßes *μάθημα*) erarbeitet und (etwa in schriftlicher Fixierung) weitergegeben werden kann . . . aus lange währendem Umgang mit der Sache und dem Zusammenleben wird plötzlich, wie von innen springende Funken, in der Seele ein Licht entzündet, das nunmehr sich selbst ernähren kann." „Es zeigt sich, daß die Erleuchtung nicht ein unmittelbares Erlebnis ist, sondern nur im Gange eines bestimmten Erkenntnisweges, der verschiedene, genau bestimmte Stufen durchläuft, zur Möglichkeit wird[1]." „*μετὰ τριβῆς καὶ χρόνου πολλοῦ*": nach Platon hat sich der Philosoph im Erkennen zu üben, in ausweglosem Fragen und Antworten die höchste Stufe mühsam erklimmend. Dann leuchtet das Bewußtsein von jedem Einzelnen, der Geist leuchtet auf, wenn sich der Mensch aufs Höchste anspannt nach menschlicher Kraft. Ist da nicht manches Galens Begriff der Er-

---

[1] Philologus 97, 1948, 21 mit Anm. 4. Es ist gut, daran zu erinnern, daß J. Stenzel (jetzt Kl. Schr. zur Philosophie 151 ff.) zum Verständnis der platonischen Vorstellung Heraklit B 115 herangezogen hat: *ψυχῆς ἐστι λόγος ἑαυτὸν* (?) *αὔξων*, wobei man auch auf B 114 verweisen sollte, Heraklits Wort über die Gesetze, die sich „aus dem Einen

leuchtung, der ja auch nur dem Strebenden zuteil wird, vergleichbar? Wir führen Platon an, und obwohl wir damit keine Quelle etwa im Sinne der unmittelbaren Benutzung nachweisen, so glauben wir doch, das Recht zu haben, auf seinen Begriff der Erleuchtung hinweisen zu dürfen. Anfügen dürfen wir hier vielleicht aber auch, daß Galen das Bild von der Sonne auch sonst einmal verwendet und erst recht das *ἐπιρρεῖν*, soweit mir bekannt, in den erhaltenen Schriften wenigstens einmal. Dieses Bild ist so charakteristisch für die pneumatisch-platonische Seite seines Denkens, daß es sich durchaus in diese Welt einfügt. Er gebraucht es sonst noch De locis affectis I, 7 (8, 66, 9ff.): die *ψυχικά* unter den *ὄργανα* unterscheiden sich von den physischen dadurch, daß diesen die Fähigkeit zur Betätigung angeboren (*σύμφυτος*) ist, daß aber den psychischen Organen die Kraft der Betätigung „von der *ἀρχή*", also dem Pneuma-Prinzip „zufließt" in ähnlicher Weise wie das Feuer der Sonne (*τοῖς ψυχικοῖς δὲ ἀπὸ τῆς ἀρχῆς ἐπιρρεῖν ὁμοίως ἡλιακῷ πυρί*[1]). So bekommen die physischen Organe über die Nerven die Fähigkeit der Wahrnehmung und Bewegung. Diese leiten ihnen beides zu „wie die Sonne das Licht allen zuleitet, welche sie erleuchtet" (*χορηγούντων αὐτοῖς ταῦτα καθάπερ ὁ ἥλιος τὴν αὐγὴν ἅπασιν οἷς φωτίζει* 67, 3ff.). — Auch diese Lehre ist im Grundcharakter

---

dem Göttlichen nähren". Nur an dieser Stelle sehe ich die Möglichkeit, eine Verbindung zu den Vorsokratikern herzustellen. Emped. B 17, 14 *μάθη γάρ τοι φρένας αὔξει* („Das Lernen stärkt dir den Verstand") ist fernzuhalten, wohl dagegen heranzuziehen der Begriff des *σπερματικὸς λόγος*.

[1] Vgl. Stoic. vett. frgg. II, 231, 12ff. *ἐπιρρεῖν* ist ein charakteristisches Wort für die Bewegung des Pneuma; der übertragene Wortgebrauch z. B. schon bei Aristoteles, vgl. Bonitz s. v. (Hipp. De flat. CMG I 1 S. 92, 22 *ἄνεμός ἐστιν ἠέρος ῥεῦμα καὶ χεῦμα* geht auf Diogenes von Apollonia zurück.) Bei Galen begegnet das Wort in verschiedenen Verwendungen sehr häufig; es fehlt mir jedoch eine genaue Parallele zu *ἐπέρρει γὰρ ἅπαντα*, vgl. aber etwa De Plac. 5, 357 K. = 327, 10ff. Müller, Zum „Pneuma im Lykeion" und bei den hellenistischen Ärzten vgl. W. Jaeger, Hermes 48, 1913, 29ff.

pneumatisch. Die Systolenerkenntnis ist aber so einmalig und etwas so Besonderes, daß man gerade auch deshalb den Vergleich anderswo nicht erwarten soll. Galen prägt es dem Leser stark ein 7, 430, 9: „Die schnellere Systole bei Entzündung festzustellen, ist nicht Sache eines Beliebigen, sondern bedarf, wenn irgend etwas in der ärztlichen Kunst, einer ausreichenden Übung, die man nur erwerben kann, wenn man auf die von uns im ersten Buch der Pulsdiagnose dargestellte Art des Erkennens „geschult" ist: *πρὶν τεχνωθῆναι τὸν εἰρημένον ὑφ' ἡμῶν τρόπον ἐν τῷ πρώτῳ τῆς διαγνώσεως σφυγμῶν.* So oft Galen Anlaß zu Mißtrauen und Kritik gibt: daß er auch in diesem Fall sich einfach fremdes Eigentum angeeignet und damit geschauspielert hätte, möchte ich nicht glauben. In gewissem Sinn mußte ja dieser Ekletiker in den Bildern sprechen, die ihm die verwandte Schule nahelegte. Und dann sei, was das Verhältnis zu Platon betrifft, daran erinnert, daß Galen Platoniker wie Albinus gehört hat, mit Platonikern befreundet war, daß er neun Schriften bzw. Werke in seinem Schriftenkatalog aufzählt, die sich mit der platonischen Philosophie befassen; und da wir aus arabischer Quelle den Inhalt seiner acht Bücher „Überblick über die platonischen Dialoge" kennen, können wir auch genau sagen, daß er darin einen Auszug aus allen, also auch aus dem 6. Buch der Politeia vorgelegt hatte[1]).

3.

Zu dem Prooimion gehört nun aber auch, was Galen weiter von der Darstellung selbst zu sagen hat. Wenn die Diagnosis der Pulse mit Schwierigkeiten verbunden ist, die er selbst nur dank seiner

---

[1] Vgl. S. 34. [Die Frage nach dem Wesen der Intuition wird hier nicht behandelt, auch darauf verzichtet, Beispiele zur intuitiven Erkenntnis aus der Geschichte der Wissenschaften beizubringen. Nur auf Goethe, Maximen und Reflexionen 572 sei hingewiesen. H. Schoene hat, wie mir K. Schubring mitteilt, die Stelle in seinem Galenexemplar angemerkt.]

Ausdauer im Forschen überwinden konnte, so mußte es darüber hinaus fraglich werden, ob oder wieweit seine Darstellung von dem Leser verstanden würde, diesen zu gleicher Erkenntnis anleiten könnte. Ja, Galen mußte vor allem auch das Problem, das er schon berührt hatte, noch einmal aufwerfen: ob und wie es möglich sei, dem Leser in einem Logos, d. h. in einer mündlichen oder schriftlichen Rede, alle Affektionen, die der Tastsinn bei der Pulsbeobachtung hat, verständlich zu machen (773, 3): *λόγῳ ᾧ πάντα τὰ τῆς αἰσθήσεως ἐπιχειρεῖν ἑρμηνεῦσαι πάθη*. Es ist nicht jedem in gleicher Weise gegeben, im *λόγος* die Natur des Pulses darzustellen, hatte er auch schon 768, 9 bemerkt. Aber ihn beseelt doch bei aller Skepsis in der Frage der Darstellbarkeit und des Nutzens seiner schriftstellerischen Arbeit ein gewisser Optimismus. Bei der herrschenden Geld- und Ruhmgier, bei dem für seine Zeit so bezeichnenden Mangel an Sinn für alles Wertvolle und damit auch für die Wissenschaft, wird seine Schrift, obwohl er versuchen wird und glaubt, dem Anfänger die Wege zur Diagnosis der Pulse zu erleichtern, nur bei wenigen zu dem erstrebten Ziel führen, denjenigen, welche wirklich entschlossen sind, mit ihm die Wahrheit zu suchen. Er weiß, er muß sich sogar zufrieden geben, wenn er es nur mit dem Spruch des Heraklit halten kann: Einer gilt mir Zehntausend[1]). Aber diesen Einen unterrichten zu können, wird er einer Belehrung der großen Masse gerne vorziehen, wo doch über das Wahre nicht nach der Stimmenmehrheit (*πλῆθος*), sondern durch die Vernunft (*φρόνησις*) entschieden wird. Ja, wie er dann sogar damit rechnet, daß es diesen einen Wahrheitsfreund vielleicht in der Gegenwart nicht gibt, sondern erst in der Zukunft, so glaubt er doch im Hinblick auf diesen sagen zu können, 1. daß es nicht

---

1 Heraklit B 49 ist zum geflügelten Wort geworden, die vollständige Fassung *Εἷς ἐμοὶ μύριοι, ἐὰν ἄριστος ᾖ* steht bei Theodorus Prodr. vgl. Heracl., ed. Bywater CXIII. Die Fiktion von dem einen würdigen Leser hat Galen im Laufe der Darstellung beibehalten, vgl. 808, 15 *πρὸς τὸν τῆς ἀληθείας ἐραστήν, κἂν εἷς ᾖ, λέγωμεν;* weiter 826, 18 und 859, 18.

unmöglich sei — er sagt wirklich „nicht unmöglich" —, in darstellender Rede viele (so! nicht alle) Formen der Affektionen des Tastsinnes verständlich zu machen, und nun mit noch größerer Zurückhaltung sprechend, 2. daß man, wenn dies nun doch unmöglich wäre, ihm wenigstens seinen eigenen Forschungseifer zugute halten solle. Galen weiß um die Problematik der Aufgabe, die Beobachtungen des Pulses und damit des Tastsinns verständlich zu machen: mag er den Grund für diese Schwierigkeit auch nicht ausführen, sondern wie am Eingang des Abschnitts nur einfache Feststellungen treffen und erst mit der nun folgenden Begründung das Erforderliche sagen: er spricht es klar aus. „Aber wenn auch nicht in allem exakt, so kann es einem, so fährt er fort, gelingen, auf dem Weg über die Lehre näher, als wenn er es ganz und gar verfehlte, die Pulse zu erkennen." „Wer vermag im übrigen exakt die Gestalt eines jeden einzelnen Menschen zu beschreiben? Offensichtlich auch nicht einer. Dennoch — indem man charakteristische Zeichen angibt, kann man eine Person identifizieren." Galen führt Beweise dafür aus anderen Gebieten an und bedient sich allgemein bekannter Dinge, auch selbst erlebter. Die Semiotik führt in vielen Fällen zum Ziel[1]). — Odysseus, in der Szene Od. 19, 246 sich noch als Fremder gebend, überzeugt Penelope, den Gatten und dessen Begleiter Eurybates gesehen zu haben, schon indem er so etwas wie das Signalement des Mannes gibt: „Bucklicht war er und braun von Gesicht und lockigen Haupthaars" (*γῦρος ἔην ὤμοισι, μελάγχροος, οὐλοκάρηνος*). Dies ist Galens erster Beweis. Ihn liefert „der" Dichter. Sein zweiter

[1] Diese methodischen Ausführungen stammen u. a. von Herakleides von Tarent, dem bedeutendsten Arzt unter den Empirikern (Vgl. Gal. 11, 796, 10ff. = Verf. Griechische Empirikerschule frg. 202) und hängen mit der alten weit verbreiteten Methode des *εἰκάζειν* zusammen. Über das Signalement Hasebroek, Hermes 60, 1925, 369. Für die semiotische Erkenntnistheorie war das Beispiel, das Galen anführt, sehr geeignet. — Homer variiert an der angegebenen Stelle das Anagnorismosthema, welches den ganzen Zusammenhang bestimmt.

lautet: Täglich kann man erleben, wie Herolde Signalements entlaufener Sklaven ausrufen (τὰ τῆς ἰδέας γνωρίσματα). Einen dritten und vierten Beweis entnimmt er der eigenen und einer an einem anderen beobachteten Erfahrung. Den Falerner Wein kannte Galen nicht, bevor er nach Rom kam; er erkannte ihn aber dort nach der ihm bekannten Beschreibung, und ähnlich erkannte ein Freund den karyinischen Wein aus Lydien durch seine, Galens, Hinweise auf die Ähnlichkeit mit den dem Freunde bekannten Eigenschaften des kretischen und des skybelitischen Weins[1]. Auf dem Weg über Merkmale und Zeichen (γνωρίσματα, σημεῖα) kann man zu relativ genauen Erkenntnissen kommen, und so zu verfahren und auf diese Weise seinen Leser die Diagnose der Pulse zu lehren, erbietet sich Galen, und dazu die praktisch geforderten Hilfen für diese Aufgabe zu geben. So bedeutet Galen dem Leser eindeutig und klar, daß die semiotische Erkenntnislehre befähigt, das Problem der Mitteilbarkeit des Wahrnehmbaren wenigstens annähernd zu lösen. Es ist die sachlich gegebene Frage, die er nicht übergehen kann. Ist die Möglichkeit des Pulserkennens gesichert, dann noch nicht die Möglichkeit der Mitteilbarkeit der notwendig immer nur durch den Tastsinn vermittelten Erkenntnis. Wobei er aber zugeben muß, ja es als geradezu selbstverständlich erklärt, daß auch allgemein das menschliche Erkennen vor Schwierigkeiten steht, bei der Besonderheit des Pulses der Einzelmenschen darüber hinaus vor der Unmöglichkeit, das Individuelle darzustellen. Der große Fragenkreis, der mit dem Begriff der Individualität sachlich gegeben ist, historisch schon bei Hippokrates in der Schrift von der Alten Medizin auftaucht, sonst z. B. in der vergleichenden Ethnographie notwendig sichtbar wird, der von der Sophistik in ihren Konsequenzen verfolgt wird, beim späten Platon in der διαίρεσις-

---

[1] Der skybelitische Wein ist nach Skybela, einer Landschaft in Pamphylien, benannt. Galen nennt 10, 404 Weine aus Thera, Skybela und den „sog. karyinischen" zusammen. Diese Weine sind alle süß und ἄδηκτοι.

Lehre entscheidend wird, bei Aristoteles in der Lehre vom „dieses hier", in der philosophischen und medizinischen Skepsis von neuem zentrale Bedeutung erhält (die Empiriker sprachen vom *ἰδιοσύγκριτον*), dieses Problem kann Galen nicht übergehen, als wissenschaftlicher Arzt und, wie wir hinzufügen wollen, als Lehrer und Schriftsteller. — Die Schwierigkeit, eine Aufgabe darzulegen, ist Gemeinplatz der Prooimien, ihr entspricht die captatio benevolentiae. Da ist Galen Schriftsteller und Redner im Sinne der Schule. Auch die semiotische Erkenntnislehre gehört zu den Methoden, die er vorfand. Beides, der locus communis der Rhetorik wie diese Methode, sind nicht seine Erfindung. Sogar das Bild des einen Lesers hat etwas Epideiktisches und führt wieder auf die Frage der Echtheit des Denkens und der Gesinnung, die sich hier darstellt. Da wir vorher fragten, ob sich Galen nicht allzu unbekümmert Fremdes aneignet, so sei hier gesagt, daß die Mängel seiner Darstellung, die man sonst feststellt, hier zurücktreten, daß er in der Sache nicht im Unrecht ist, mit der semiotischen Methode ein brauchbares Mittel der Darstellung aufnimmt, im ganzen als wissenschaftlicher Forscher von Niveau erscheint. Das Prooimion ist auch in diesem Abschnitt gedankenreich und sicher nicht nur Selbstbespiegelung[1]).

*

Wir sprachen einleitend von der Zwielichtigkeit in Galens Gestalt und Schriftstellerei und lehnten es ab, eine Ehrenrettung

---

[1] Vgl. S. 36. — Das Alter der Frage nach der Mitteilbarkeit gewisser Erkenntnisse im Zusammenhang der Pulslehre ist m. W. wenigstens einmal noch kenntlich: Markellinos zitiert Kap. X aus Erasistratos De febribus die Lehre, daß bei Entzündungen beschleunigter Puls eintritt. Der pulsus celer sei ein spezifisches, von dem Fieber untrennbares Zeichen, er sei aber nur für einen Menschen mit viel Übung und Erfahrung durch den Tastsinn wahrnehmbar, dagegen sei er *λόγῳ ἀνεξέταστος καὶ ἀνερμήνευτος* (beides fester Ausdruck; vgl. Wiedergabe der agnostizistischen These des Gorgias bei Sextus Adv. math. 7, 65 Mutschmann.)

zu versuchen. Ohne das Problem nun noch einmal aufzunehmen, scheint mir aber die Feststellung berechtigt: Die Einleitung zur Diagnosis der Pulse ist wirklich ein unverächtliches Zeugnis nicht nur von Galens Eigenart, sondern auch der Geschichte seines Forschertums. Vielleicht dürfen wir wenigstens noch hinzufügen, daß die autobiographische Form, in welcher dieses Ethos seinen Niederschlag findet, durchaus auch positiv gewertet werden kann. Galen gibt sich Rechenschaft, und er gesteht, nicht etwa von Anfang an ein Alleswisser gewesen zu sein. Er kann, meine ich, gerade deshalb hier wenigstens ernst genommen werden. Das Autobiographische spricht, denke ich, für ihn, eben wenn er sagt, er sei lange im Zweifel gewesen, ob er zu sicheren Erkenntnissen in der Pulslehre kommen könnte. Eduard Zeller, um ein früheres Urteil zu nennen, kann Galen kaum etwas Gutes abgewinnen, auch weil dieser in philosophischen Fragen zu wenig entschieden sei, — „daß die Seele unsterblich ist, für diese Auffassung möchte ich nicht einstehen[1]" —, er mißt Galen am Maßstab selbständiger Leistungen. Wilamowitz hat ihn einmal einen Seichbeutel genannt. Mit etwas mehr Wohlwollen, möchte ich selbst sagen, wird man ihm leichter gerecht, ganz abgesehen davon auch vom historischen Urteil aus, d. h., wenn man ihn in seiner Zeit sieht und dann auch als Darsteller seiner eigenen, offenbar nicht gradlinigen Entwicklung, deren er sich wohl bewußt war, dieser ruhmredige, abschreckend polemische, unselbständige Vielschreiber.

---

[1] Quod animi mores corporis temperamenta sequantur 4, 772/3 (Scr. min. II 36, 12) *Ὅτι δὲ ἐκ τούτων τῶν εἰδῶν τε καὶ μερῶν τῆς ὅλης ψυχῆς (λογιστικόν, θυμικόν, ἐπιθυμητικόν) τὸ λογιστικὸν ἀθάνατόν ἐστι, Πλάτων μὲν φαίνεται πεπεισμένος, ἐγὼ δὲ οὔθ' ὡς ἔστιν οὔθ' ὡς οὐκ ἔστιν ἔχω διατείνεσθαι πρὸς αὐτόν.* Zeller, Philosophie der Griechen 3, 1³, 823 bringt als Beweis für Galens Unschlüssigkeit noch ein Zitat aus den Kommentaren zu Hipp. De alimento. Dieser Hinweis erledigt sich dadurch, daß diese Kommentare als Fälschung der Renaissance erwiesen sind.

I. Zu neueren Galenbiographien

Wie mit der Betrachtungsweise das Bild von Galens Persönlichkeit wechselt, kann ein Blick auf neuere Galenbiographien und -würdigungen zeigen. Sie zusammenzustellen, gibt zugleich Gelegenheit, auf einiges bisher selten berücksichtigtes Material hinzuweisen. Die eigentümliche Atmosphäre seines Denkens wird auch in Georg Mischs Neuauflage seiner Geschichte der Autobiographie I 1, 344ff., Frankfurt 1951 wieder lebendig, und kann es auch werden, weil Galen so oft von sich selbst spricht, darin seiner Zeit und seiner besonderen Natur verhaftet. Dabei genügte es Misch, im wesentlichen von den bekannteren Selbstcharakteristiken und Äußerungen Galens z. B. über seinen Bildungsgang auszugehen. Misch bringt Galen in dem Abschnitt „Schriften- und Bildungsgeschichte" und fußt deshalb z. B. in erster Linie auf Galens autobiographischen Mitteilungen in De libris propriis und De ordine propriorum librorum (Scr. min. II 80ff.) sowie auf Ilbergs Aufsätzen zur Chronologie der Schriftstellerei Galens (Rhein. Mus. 44, 1889, 206; 47, 1892, 490; 51, 1896, 168; 52, 1897, 591), sowie auf Ilbergs Aufsatz „Aus Galens Praxis" (Neue Jahrbücher für Wissenschaft und Jugendbildung 1905. 276), Arbeiten, von denen die letzte ihr Material auf weiten Strecken Galens prosopographisch und kulturgeschichtlich gleich wertvoller Schrift De praesagione ad Epigenem entnimmt. (Diese Schrift mit ihren lebhaften Skizzen aus Galens erstem römischen Aufenthalt nähert sich oft einer Autobiographie, auch schriftstellerischen Charakters.) Ich bedauere nur, daß Misch z. B. Galens eigentliche Selbstbiographie, deren Titel *Περὶ τῆς διαβολῆς ἐν ᾧ καὶ περὶ τοῦ ἰδίου βίου* bezeichnend genug ist, nicht erwähnt. (Die Schrift war offenbar eine Apologie und paßt so zu seiner Streitbarkeit.) Gerade zu Mischs, von seinem Lehrer Dilthey mitbestimmter Darstellung hätte es, soweit ich sehe, ausgezeichnet gepaßt, wenn er Galens skeptische Neigungen nicht nur an seiner Feststellung demonstriert hätte, daß ihn erst die exakten Methoden der Mathematik vor dem Versinken in Pyrrhoneische Skepsis gerettet hätten. Galen will immer wieder als Lernender erscheinen, obwohl er ein auf Prinzipien begründetes System lehrt und als universaler Systematiker schreibt: CMG V 4, 1. 1 S. 64, 4f.: „Von Kindheit an enthielt ich mich jeder vorschnellen Anerkennung (*προπετὴς συγκατάθεσις*) einer Anschauung, gleich ob es sich um Erscheinungen aus dem Gebiet der Sinneserfahrungen oder logische Phänomene handelte." — Mehr einführenden und seiner weithin bibliographischen Arbeitsrichtung entsprechenden Charakter haben George Sartons Vorlesungen Galen of Pergamon, Logan Cledening Lectures on the History and Philosophy of Medicine (Third Series), Kansas 1954. Auch bei Sarton neigt die Darstellung mehr zu einer Art Schriftsteller- als Arztbiographie. Seinen Wert hat das Buch u. a. darin, daß neu zugänglich gewordene Quellen herangezogen werden, z. B. die von R. Walzer einem größeren Leserkreis in Auszügen dargebotene, aus dem Arabischen wiedergewonnene Schrift *Περὶ ἠθῶν*, in welcher Galen poseidonische Lehren zu verarbeiten scheint (Classical Quarterly 43, 1949, 83), im Schriftenverzeichnis Galens Scr. min. II 121, 10. Um so bedauerlicher und überraschender ist es, daß Sarton, dessen Verdienste um die Bibliographie bekannt sind, die von M. Meyerhof Archiv f. Gesch. der Medizin 22, 1929, 72ff. vorgelegten „Autobiographischen Bruchstücke Galens nach arabischen Quellen" nicht verzeichnet oder auswertet. (Ich füge hinzu, daß Moses Maimonides in seinen Galenexzerpten einzelnes biographisch Bedeutsame aus Galen De examinando medico bietet; noch nicht ediert. Mir scheint die Schrift echt, obwohl sie in Galens Schriftenverzeichnis nicht erscheint.) — Umfassender und auch in Einzelheiten belehrend ist das Galenbild, das Paul Diepgen im ersten Band seiner Geschichte der Medizin, Berlin 1949, 119ff. entwirft. Der Philologe und Geisteswissenschaftler muß Diepgen, dem Medizinhistoriker, seinem geschichtlich wie ärztlich geübten Blick, ganz besonders dankbar sein und wird an einigen, nur zu verständlichen Versehen (vgl. z. B. S. 128 Mitte) bei der Allseitigkeit des Porträts kaum Anstoß nehmen. — Für die biographische, besonders die autobiographische Seite von Galen und ihre Erforschung muß aber noch ein schmerzlicher Verlust erwähnt werden. Das Werk, in welchem Galen seine eigenen Grundanschauungen darstellte, hatte K. Kalbfleisch unter Berücksichtigung des gesamten Quellenmaterials wohl abschließend rekonstruiert: *Περὶ τῶν ἑαυτῷ δοξάντων*; sämtliche Vorarbeiten an dieser Arbeit, über die der Verfasser mehrfach, z. B. besonders interessant in der Festschrift für Th. Gomperz Wien 1902, 96, berichtet hat, sind 1944 in Gießen einem Bombenangriff zum Opfer gefallen. Und allgemein sei auch vermerkt, was aber jeder Leser auch nur einiger Schriften Galens allzubald und oft zu seinem Nachteil bemerkt, — auch die neuen Quellen bestätigen es — von sich und seiner Person zu sprechen, sich in solchen Mitteilungen zu wiederholen, gehört zu seinem Charakter. Das auch von ihm genannte Prinzip des *sine ira et studio* konnte er einfach nicht wahrmachen: 10, 346, 12 *εἰ γὰρ ἐμοὶ χρή τι πιστεῦσαι, μηδὲν μήτε πρὸς χάριν εἰωθότι μήτε πρὸς ἀπέχθειαν λέγειν,* Scr. min. II 83, 13 *χωρὶς ἔχθρας ἢ φιλονεικίας ἢ φιλίας ἀλόγου πρὸς αἵρεσίν τινα πάντα πράττομεν.* Daß aber an allen persönlichen Bemerkungen etwas richtig ist, sollte an dem Beispiel unseres Themas gezeigt werden. Der Galenforscher muß auch die Tatsache der Wiederholungen seiner autobiographischen Angaben trotz seiner übrigens früh kritisierten Gesprächigkeit zunächst nur als charakteristisches Merkmal seiner Art mitnotieren. Wenn Wilamowitz den Galen einmal einen Seichbeutel genannt hat (Isyll von Epidaurus, Philol. Untersuchungen IX, Berlin 1886, 122, 2), so urteilte er später, als die Neufunde kamen, wenigstens mündlich keineswegs so scharf.

II. Zu Galen als Platoniker (Quellen)

Nachdem H. O. Schröder die Bruchstücke aus Galens Kommentar zu den medizinischen Teilen von Platons Timaios in einer vorbildlichen Ausgabe mit ausführlichen kommentierenden Bemerkungen vorgelegt hat (Galeni in Platonis Timaeum commentarii fragmenta = CMG Suppl. I, 1934), ist der Zugang zu der Frage, wie Galen zu Platon steht, welches Interesse er platonischen Dialogen oder bestimmten Stücken aus ihnen entgegenbringt, in vielem erleichtert. Erwünscht erscheinen mir aber auch hier Hinweise auf Daten und Stellen, welche für diese Frage etwas ausgeben, ohne daß wir Vollständigkeit beanspruchen. Einen Platoniker, Schüler des Gajus, dem er höchste Tugenden, Ruf und Unbestechlichkeit, nachrühmen kann, hörte Galen schon in Pergamon, genauso wie Philosophen anderer Richtungen auf Wunsch seines Vaters, dem er von Anfang an eine allgemeine Ausbildung verdankt — von seinem 14. Lebensjahr an (CMG V 4, 1, 1 S. 28, 9ff.), dann, bei seinem Aufenthalt in Smyrna, nun offenbar längere Zeit, den Platoniker Albinos, der, nach seinen erhaltenen Schriften zu urteilen, Vorträge einführenden und systematischen Charakters im Anschluß an Platons Dialoge gehalten hat (Scr. min. II 97, 6ff.). In der Zeit seines ersten Aufenthalts in Rom war Galen mit einem Platoniker befreundet, für den er je ein einführendes Buch „Über Adern und Arterien“ und „Über die Nerven“ schrieb, zwei anatomische Spezialschriften (Ebd. 94, 10ff.; vgl. 102, 23; = II 779 und II 831 K.). Welchen und wieviel anderen Platonikern Galen begegnet sein mag, kann man sich ausdenken (Liste gleichzeitiger Platoniker bei Schröder p. XIII). — Von besonderer Bedeutung ist für uns selbstverständlich Galens unmittelbare Beschäftigung mit

Platons Dialogen und die Frucht dieser Arbeit, seine Reihe von 10 auf „Platons Philosophie bezüglichen Schriften und Werken", von deren Inhalt uns außer den von Schröder edierten Fragmenten die große Konkordanz *Περὶ τῶν Ἱπποκράτους καὶ Πλάτωνος δογμάτων* und wertvolle Bruchstücke, abgesehen schon von den Titeln und Selbstzitaten, eine Vorstellung geben (Zusammenstellung Scr. min. II 122, 7. Hier auch die Schrift *ὅτι ταῖς τοῦ σώματος κράσεσιν αἱ τῆς ψυχῆς ἕπονται δυνάμεις*, diese, nebenbei bemerkt, lag einmal in zwei, dann — es ist die uns erhaltene, Scr. min. II 32 — in einem Buch vor; ich schlage vor, 122, 15 *Ὅτι ἕπονται β'* [*καὶ α' καθ' ἑτέραν ἔκδοσιν*] zu lesen: der cod. unicus Q s. XV hat *ἄλλο* statt *α'*. Gute Übersetzung ins Deutsche von Erika Hauke, „Galen: Daß die Vermögen der Seele eine Folge der Mischungen des Körpers sind", Abh. zur Geschichte der Medizin und der Naturwissenschaften, Heft 21, Berlin 1937. Außer aus dem Timaios Zitate aus den Gesetzen!). Von den Platonzitaten der Konkordanz nenne ich hier besonders die aus Platons Politeia Buch 4, sonst die aus Platons Phaidon, Phaidros und z. B. Philebos, über dessen „Übergänge" (*μεταβάσεις*) Galen eine eigene Schrift veröffentlichte (122, 13). Charakteristisch für Galens philosophisch-schriftstellerische Produktion und in unserem Zusammenhang wichtig sind die acht Bücher der durch die arabische Überlieferung wenigstens allgemein nach ihrem Inhalt faßbaren *Πλατωνικῶν διαλόγων σύνοψις* (ebd. Z. 13): Noch Hunain ibn Isḥâq hat die erste Hälfte dieser acht Bücher gekannt. Er gibt als Inhalt des zweiten Buches Summarien der ersten vier, als Inhalt des dritten Zusammenfassungen der letzten sechs Bücher der Politeia an. Galen hat also auch das 6. Buch der Politeia epitomisiert und damit den für uns besonders bedeutsamen Abschnitt über die Erleuchtung (alles bei G. Bergsträsser, H. i. I. Über die syrischen und arabischen Galenübersetzungen, Abh. f. d. Kunde des Morgenlandes XVII Nr. 2, Leipzig 1925, unter Nummer 124; vgl. Schröder a. a. O., p. 15). Aus diesem Werk stammt, was R. Walzer im Plato Arabus vol. I London 1951ff. arabisch und lateinisch zugänglich gemacht hat: Galeni Compendium Timaei Platonis aliorumque Platonicorum dialogorum synopsis quae extant fragmenta. (Das verdienstvolle Unternehmen sollte mehr beachtet werden, erster Hinweis auf die hs. Überlieferung s. Ritter-Walzer, Arabische Übersetzungen griechischer Ärzte in Stambuler Bibliotheken, Sitzber. Preuß. Ak. Berlin 1934, 800ff.) Obwohl diese Arbeiten Galens sich von den platonisierenden Strömungen der Zeit ebensowenig trennen lassen wie z. B. seine Schriften zu Aristoteles oder die anderen zu anderen philosophischen Richtungen, soll doch vermerkt werden, daß sich eigentümlich neuplatonische Tendenzen bei ihm nicht bemerkbar machen, sodaß dann auch mit einer neuplatonischen Erklärung von Platon Pol. VI nicht gerechnet werden kann, ein Stück, durch welches z. B. Plotin (s. Stellenindex bei Bréhier) so stark angeregt wurde. Trotz ihrer Ausführlichkeit lege ich hier schöne, aber auch bezeichnende Stellen aus Galens teleologischem Werk De usu partium (ed. Helmreich) vor (man halte sich als Gegenstück Iamblichs Auffassung der Mysterien als Offenbarungen der wahren Lehre vor Augen; derartiges ist bei Galen, der zudem Gegner der Astrologie ist, nicht möglich; astrologische Schriften, die unter seinem Namen gehen, sind unecht). I 418, 19ff. (Galen will den Leser mit einer Neuentdeckung aus der Anatomie der Larynx bekannt machen) *πρόσσχες τοίνυν ἤδη μοι τὸν νοῦν μᾶλλον ἢ εἴ ποτε μυούμενος 'Ελευσίνια καὶ Σαμοθρᾴκια καὶ ἄλλην τινὰ τελετὴν ἁγίαν ὅλος ἦσθα* (Zum Ausdruck vgl. Demosthenes 19, 127) *πρὸς τοῖς δρωμένοις τε καὶ λεγομένοις ὑπὸ τῶν ἱεροφαντῶν, μηδέν τι χείρω νομίσας ταύτην ἐκείνων εἶναι τὴν τελετὴν μηδ' ἧττον ἐνδείξασθαι δυναμένην ἢ σοφίαν ἢ πρόνοιαν ἢ δύναμιν τοῦ τῶν ζῴων δημιουργοῦ, καὶ μάλισθ' ὅτι τὴν τελετὴν ταύτην, ἣν νῦν μεταχειρίζομαι, πρῶτος ἁπάντων ἐξεῦρον ... ἐπιστρέψας οὖν καὶ σὺ σαυτόν, εἰ καὶ μὴ πρόσθεν, ἀλλὰ νῦν γοῦν ἐπὶ τὸ σεμνότερον ἄξιός τε τῶν λεχθησομένων ἀκροατὴς γενόμενος ἀκολούθει τῷ λόγῳ θαυμαστὰ τῆς φύσεως ἐξηγουμένῳ μυστήρια.* II 448, 3ff. *καὶ κατ' αὐτὴν χρὴ τελεῖσθαι τὴν τελετὴν ἅπαντας, ὡς οἶμαι, καὶ κατ' ἔθνος καὶ κατ' ἀριθμὸν ἀνθρώπους, ὅσοι τιμῶσι θεούς* (in Mysterien gebrauchter Ausdruck?) *οὐδὲν ὅμοιον ἔχουσαν 'Ελευσινίοις τε καὶ Σαμοθρᾳκίοις ὀργίοις. ἀμυδρὰ μὲν γὰρ ἐκεῖνα πρὸς ἔνδειξιν ὧν σπεύδει διδάσκειν· ἐναργῆ δὲ τὰ τῆς φύσεώς ἐστι κατὰ πάντα τὰ ζῷα.* Sonst vgl. noch II 196, 5ff. Das Lichtsymbol der Mysterien wird nicht erwähnt, die Mysterienerkenntnis tritt hinter der wissenschaftlichen zurück. Die einzige Ähnlichkeit — darf man diese Bezeichnung gebrauchen? — ließe sich vielleicht in De puls. dign. I 1 (s. oben S. 21) bei dem Ausdruck *φῶς ... ἔδειξε τὸ ἀληθές* finden, etwa nach den *δεικνύμενα* der eleusinischen Weihen. Es ist ja auch nicht bekannt, daß Galen sich in Mysterien hat einweihen lassen. — In einen anderen Zusammenhang gehörend, verglichen mit der Erleuchtung in De dign. puls., aber im Tenor verwandt sind Galens „hymnische" Ausführungen in De usu part. über die herrliche Ordnung, die im menschlichen Organismus dank der unüberbietbaren Schöpferkraft des Demiurgengottes waltet, dieses großen Künstlers, von dem ein Polyklet nur ein Abbild ist, I 158, 26ff., speziell 177, 3ff. Gegenstand: richtig gesehen, ist der Himmel mit den Gestirnen an Ordnung und Zweckmäßigkeit den Teilen des Körpers *nicht* überlegen: *τὴν ἴσην ἐν ἀμφοῖν* (Sonne und Fuß des Menschen) *ὅρα τῆς θέσεως τέχνην· οὐ γὰρ δὴ μάτην γε παραβάλλω τὸ τιμιώτατον ἄστρον τῷ πάντων ἀτιμοτάτῳ τοῦ ζῴου μορίῳ. τί φαυλότερον πτέρνης; οὐδέν, ἀλλ' οὐκ ἂν ἑτέρωθι βέλτιον κέοιτο. τί δ' ἡλίου τιμιώτερον; οὐδέν. ἀλλ' οὐδ' ἂν οὗτος ἐν τῷ παντὶ κόσμῳ τεθείη βέλτιον κτλ.*) Nachher folgt: Das Auge als *ὄργανον αὐγοειδέστατόν τε καὶ ἡλιοειδέστατον ὡς ἐν ζῴου σώματι.* — Ausdrücklich vermerkt sei endlich, daß Galen bei der Beschreibung der Pulsbetrachtung den stoischen Begriff der *καταληπτικὴ φαντασία* nicht verwendet und auch kaum richtig verwenden konnte.

III. Proprietates ineffabiles

Der dritte Abschnitt hat uns zu einem Begriff geführt, bei dem der Leser sich in der Nähe eines Satzes fühlen wird, der ihm in der lateinischen Fassung „Individuum est ineffabile" fast als geflügeltes Wort bekannt sein wird. Es wird gut sein, festzustellen, daß diese Assoziation nicht unbegründet und nicht nur ein Gedanke ist, der sich eben nur durch eine gewisse Verwandtschaft mit dem Begriff der *ἄρρητοι ἰδιότητες* verbindet. So wird es sich empfehlen, dem Begriff nachzugehen, und daß wir den historischen Punkt bezeichnen könnten, an welchem der Begriff mit dem logisch-philosophischen Satz sich verbindet, ist unser Wunsch. Dafür reicht aber unsere Kenntnis nicht aus. Begnügen wir uns also hier zusammenzustellen, was den Begriff, sein Wesen und seinen Ursprung, im allgemeinen zu illustrieren vermag. Immerhin können wir dann zunächst an eine Überlieferung, wenn auch fast apokryphen Charakters, erinnern, in welcher die proprietates ineffabiles bestimmten Wissenschaftszweigen und unter ihnen, außer der Philosophie und der Grammatik, der Medizin zugewiesen werden, und zwar der letzten in erster Linie. Wir finden diese Zuweisung in den *Ἀλεξάνδρου Ἀφροδισιέως Ἰατρικὰ ἀπορήματα καὶ φυσικὰ προβλήματα* im Prooimium der ersten zwei Bücher, die J. L. Ideler in den Physici et Medici Graeci minores I, Berlin 1841 abgedruckt hat, Büchern mit ebensoviel tralatizischem Gut, wie es sich in den Büchern III und IV findet, deren kritische Edition wir Hermann Usener verdanken und als deren Verfasser der Herausgeber einen Byzantinus homo vermutet (Progr. des Joachimsthalschen Gymnasiums, Berlin 1859 XII), doch was nur verständlich ist, ohne genauere Datierung. Der Aristoteleskommentator kommt jedenfalls als Verfasser nicht in Betracht; vielleicht ist im Titel *Ἀφροδισιέως* zu streichen. Was uns angeht, ist, daß in der Einleitung 4, 35 (Ideler) nach einer langen Aufzählung von Problemata aus vielen Gebieten der Verfasser sagt, von tausenderlei Erscheinungen dieser Art könne er einen ganzen „Katalog" vorlegen, Dingen, die nur in der Sinneserfahrung festgestellt werden könnten und bei den Ärzten als ἰδιότητες ἄρρητοι benannt würden. Das Eigentümliche dieser Erscheinungen bestehe ja darin, daß, will man vollkommen ihre Ursachen angeben, diese nicht ausgesagt werden könnten: *τὸ γὰρ ἴδιον ἑκάστου προφερόμενον ἄρρητον ὑπάρχει πρὸς ἀπόδοσιν τῶν αἰτίων*: es sind Eigentümlichkeiten, die ätiologisch nicht bestimmt und nicht aussagbar sind. Diesem Begriff aber, wenn auch nicht in völlig gleichem Gebrauch, begegnen wir nun wirklich bei den Medizinern, zunächst bei Galen, dann auch bei Archigenes von Apamea und damit in der stoisch-pneumatischen Schule. Bei Galen, um zunächst dieses Beispiel zu wählen, erscheinen De locis aff. 8, 339, 13 die *ἄρρητοι ἰδιότητες* in dem Abschnitt über die Affektionen des Magenmundes. Bei diesen Erkrankungen gibt es zusätzlich zu den *ῥητὰ συμπτώματα* gewisse durch Beschreibung nicht faßbare Eigentümlichkeiten (*ἄρρητοι* = *ἀδύνατοι ῥηθῆναι*); man muß sie sich selbst zu den allgemein charakteristischen Zeichen hinzufinden, sagt Galen und er führt dann als Einzelbeispiel den Fall eines jungen Grammatikers an, der „durch Überanstrengung beim Lehren oder Nachdenken oder nicht ausreichende Ernährung oder infolge Aufregung" epileptische Anfälle bekommt. Die Beschreibung des in der Praxis gegebenen besonderen Falls muß die Erkenntnislücke ausfüllen. So Galen selbst. Aber schon das nächste Beispiel aus dem gleichen Werk — es kann kein Zufall sein — führt dann auf Archigenes: 8, 86, 12ff. Die *αἱμωδία* ist, wie Archigenes schrieb, dem Schmerz im „Hautartigen" (*ὑμενῶδες*) nicht gleichartig. Wir wissen nämlich, daß auch an den Zähnen und im Zahnfleisch ein gewisses Leiden (*πάθος τι*) auftritt, das man in der Rede nicht klarmachen kann: *ὃ μηδὲ ἑρμηνεύειν λόγῳ δυνατόν ἐστιν*. Ein solcher Schmerz, das wissen wir, tritt im Munde auf, andere Schmerzen, von denen Archigenes schreibt, kann ein Arzt weder erkennen, wenn sie auftreten, noch es verstehen, wie sie Archigenes benennt, z. B. wenn dieser von dem ziehenden oder dem trocken-herben oder süßen spricht (*ἄλλους δέ τινας ὧν Ἀρχιγένης ἔγραψεν, μὴ ὅτι γνωρίσαι γινομένους δυνατόν, ἀλλὰ μηδὲ νοῆσαι λεγομένους οἷον τὸν ὁλκιμον ἢ τὸν αὐστηρὸν ἢ τὸν γλυκὺν* usw. 87, 4ff.). Solche Ausdrücke, behauptet Galen, können nicht als wissenschaftlich einwandfrei bezeichnet werden, weil mit ihnen Bestimmungen eines bestimmten Bereichs, dem sie wesentlich angehören, auf einen ihnen fremden übertragen werden[1]). Es ist die Art der Nomenklatur, fügt

[1] Galen nimmt also an den Metaphern bei Archigenes Anstoß. Hätte er sachlich sein wollen, so hätte er eindeutig zum Ausdruck bringen müssen, daß sein Gegner sich wohl darüber im klaren war, was er dem

Galen hinzu, deren sich Archigenes auch in seiner Schrift über die Pulse bedient (87, 3), dieselbe, welche seine Anhänger verteidigen (diese Mitteilung ist für uns besonders wertvoll.) Er hatte zu dieser Form des Ausdrucks, wie man sieht, der Metapher gegriffen, um *ἰδιότητες*, die jede an sich *ἄρρητοι* sind, wenigstens annähernd zu kennzeichnen. Diese Anhänger formulieren auch den Satz: Keine (eigentliche) Proprietät kann ausgesagt werden (117, 6 *ἄρρητός ἐστιν ἡ ἰδιότης πᾶσα κατ' αὐτούς*). In der pneumatischen Schule finden wir damit vor Galen die proprietates ineffabiles, das müssen wir aber auch hinzufügen, damit in derjenigen Medizinerschule (und bei ihrem bedeutendsten Vertreter), mit der Galen in seinem Interesse an der Logik, insbesondere der Lehre von den Begriffen, auch in seinem diffizilen Kategoriendenken übereinstimmte, diesem Denken, welches notwendig das Spezielle, das im Wort nicht mehr faßbare Einzelne in seine Unterscheidungsversuche einbezieht. Archigenes hier zu nennen, hat aber auch deshalb seinen Sinn, weil Galen offensichtlich in De locis affectis in erster Linie von dem gleichbetitelten Werk seines Rivalen ausgegangen ist, was er praktisch nicht verheimlichen kann. (Hat er doch auch einen Kommentar zu Archigenes De pulsibus geschrieben.) Galen übt an der Sucht nach Definitionen, die er bei seinen Zeitgenossen findet, schärfste Kritik, bleibt aber wie so oft der Kritiker im gleichen Raum wie der Kritisierte. Aber abgesehen von Galens Gebundenheit an Methode und Denkweise des Gegners — der er auch einmal herablassend sein Kompliment macht —: von entscheidender Bedeutung scheint mir und ohne Übertreibung wichtig, daß die proprietas ineffabilis ein Begriff der kaiserzeitlichen Medizin ist. Und der Arzt von heute weiß z. B. aus der Anamnese ja ebensogut wie der Arzt dieser Zeit, wie schwer es dem Patienten wird, spezifische Schmerzen in jeder Weise verständlich zu beschreiben. Da wird die Frage der Mitteilbarkeit und Darstellbarkeit zu einem sehr realen Problem. Sonst aber auch z. B. in der Anatomie, aus der ich nur das Problem der Farbbezeichnungen erwähne. Es sei zum Schluß noch auf folgende Stellen verwiesen, drei aus Galen und eine aus Rufus von Ephesus, dem sachlichsten und so erfreulich bescheidenen, aber wissenschaftlich hochrangigen medizinischen Autor der Kaiserzeit: 1. Gal. De loc. aff. 5, 8 (8, 355 u.), Leber- und Milzleiden bewirken

---

Leser glaubte zumuten zu dürfen und zu müssen; Beispiel aus Archigenes' De pulsibus b. Gal. 8, 944, 4ff.: Archigenes gebrauchte beim „vollen" Puls den Ausdruck *καρῶδες τῆς δυνάμεως*, „das Ohnmächtige der Kraftwirkung", sagte aber auch, diese Eigenschaft des Pulses könne ein kundiger Arzt ebenso gut verstehen wie der Weinkenner (*οἰνογεύστης*) den „vollen" Wein. Vgl. Wellmann, Pneumatische Schule 178, 3.

bestimmte Schattierungen der Hautfarbe, beträchtliche Färbung, z. B. auch ein helleres Gelb *καί τινας ἄλλας ἀρρήτους ἰδιότητας χρωμάτων,* die zwar leicht erkannt, aber schwer zu beschreiben sind (hier das schon bei Hippokrates auftauchende Problem genauer Farbbezeichnungen; vgl. das „Waidähnliche" u. a.). 2. De praesagione ex pulsibus 3, 5 (9, 366, 10): Es gibt eine doppelte Art, nichts Rechtes zu lehren: indem man in die *ἰδιότης ἄρρητος* flüchtet und indem man sich nicht an den Wortgebrauch, auch nicht an die *κύρια ὀνόματα* hält; Beispiel: pulsus durus, *σφυγμὸς σκληρός*. 3. Für die besonderen Schwierigkeiten in der Anatomie vergleiche man als Beispiel De anat. administr. 2, 609, 4; Galen steht vor der Aufgabe, die besondere Substanz der Herzohren zu kennzeichnen, wozu man wieder ähnliches aus De usu partium vergleichen mag: 1, 420, 11 Helmr. *σχεδὸν ἄρρητόν τι πρᾶγμα* und dazu noch aus Galen De sanitate tuenda CMG V 4, 1 S. 185, 16 *κνισώδεις ἢ ὀξώδεις ἀναπέμπουσαν* (sc. *τροφήν*) *ἤ τινας ἑτέρας ἀρρήτου τε καὶ ῥητῆς ποιότητος*. Rufus von Ephesus endlich gebraucht in seiner Schrift Über den Satyriasmus ed. Daremberg 65, 7 den Ausdruck: *ἀσῶνται πάθει τινὶ ἀρρήτῳ*. — Was zu dem Satz Individuum est ineffabile führt, dem Ersatz des *ἴδιον* durch das *ἄτομον,* das nicht mehr Teilbare im System der Gattungen und Arten, kann ich, wie gesagt, hier nicht eigentlich nachweisen. Auch könnte so aus einer kurzen Betrachtung primär medizingeschichtlicher Art zu leicht ein Versuch zur Geschichte des Individualitätsbegriffs werden, für die oben wenigstens einiges beigebracht ist [1]).

---

[1]) Ps. Alexander bemerkt 5, 13, genau genommen, nicht nur bei den Ärzten gebe es die *ἰδιώματα,* sondern auch bei den Philosophen und den Grammatikern, welch letztere von *πάθη* und *σεσημειωμένα ταῖς χρήσεσιν* sprächen. Das scheint mit *ἰδιότητες ἄρρητοι* wirklich zu dem philosophischen Satz Individuum est ineffabile zu führen. Schärfer gesehen, kann aber auch ich nur feststellen, daß der *ἰδίωμα*-Begriff für sich nicht notwendig auf ein *τὸ ἄτομον ἄρρητον* zu gehen braucht. Der grammatische Gebrauch von *πάθος* ist der gewöhnliche, *σεσημειωμένα ταῖς χρήσεσιν* läßt sich, soweit ich sehe, gut mit Choiroboscus In Theodosium I 405, 11 ff. (vgl. 406, 14) illustrieren: der Ausdruck bezieht sich auf (nach Choiroboscus scheinbare) Ausnahmen in der Akzentuierung von einem bestimmten Kanon.

Register

Agathinos' Pulslehre 17 20 Albinos der Platoniker 33 Alexanders (Aphrodisiensis?) Aporemata 36 39 Araber über Galen 32 Archigenes Pulslehre 11, „De locis affectis" 38, Gebrauch von Metaphern 38, „Proprietates ineffabiles" 37, Schüler 37 Aristoxenos 13 Aristoteles' „Dies hier" 28 Demokrit 13 Eleusinische Mysterien 35 Empedokles 12 18 24 Empiriker 13 19 22f. Erasistratos' Pulslehre 15, der Forscher 15 f. Galen Biographica 30, „Über seine eigenen Anschauungen" 32f., „De examinando medico" 31, *Π. ἠθῶν* 31, Corpus der Pulsschriften, darunter Synopsis 5f., Lehrer 21, Synkretist bzw. Eklektiker 4 25 29, skeptische Neigungen 4 30 32, über Platon 25 30 33, Hymnus auf die Natur 36, Mysterien 35, Erleuchtung 20f., „Der Göttliche" 3 Grammatiker: *πάθος*-Begriff 39, Grammatiker: ein Patient 37 Heraklit 23 26 29 Herophilos' Pulslehre 13 17 20, insbes. über pulsus caprizans 8, Wesen des Arztes 16 Hippokrates' Pulslehre 18, in De alimento 4f., De officina medici 7 12, Sehen und Tastsinn 14, als Ideal des Arztes 13 Homer, Anagnorismus 27 Hunain ibn Isḥâq 34 Jamblich 35 Markellinos, Über die Pulse 6 8 9 16 Moses Maimonides 32 Neuplatonisches? 35 Philosophen: „*ἰδιώματα*" 36 Platon s. Galen, Plato Arabus 35, seine Dihairesislehre 28 Platoniker 33 f. Pneumatische Ärzteschule 22 24 Polyklet 36 Pyrrhoneische Skepsis s. Galen Rufus von Ephesus „Über Satyriasmus" 39, Puls 13, proprietates ineff. 39 Samothrakische Mysterien 35 Seneka 23 Stoisches 7 22 36 f. Thessalos von Tralles 11

ἀκρίβεια τῶν πραγμάτων 10 *ἄπορον* (Aporie) 17 19 *ἄρρητον* s. *ἰδιότητες* u. 39 *γνωρίσματα* 27 f. *δείκνυμι* (Mysterienausdruck) 35 *δημιουργός* 36 *ἐπινοεῖν* u. *εὑρίσκειν* 8 *ἐπιρρεῖν* 24 *ἑρμηνεύειν* 37 *ἐφ' ἡμῖν* 7 *ἰδιότητες ἄρρητοι* 36 *ἰδιοσύγκριτον* 28 *ἰδίωμα* 39 *ἱστορία* 22 *λόγος ἀληθής*, Gegens. *μῦθος* 19 *λ. σπερματικός* 22 *ὅλος εἶναι ἐπί τινι* 38 „*ὄργανα ἄρμενα*" 7 *πάθος* 37 *ποιότης ῥητή*, ἄρρητος 39 προβλήματα 37 σημεῖα 28 τελετή, ἁγία 35 τεχνόω 25 φάντασμα 19

———

Individuum est ineffabile 36 ff. proprietates s. ἰδιότητες sine ira et studio 33

———

Beobachtung 27 Darstellbarkeit der Pulsarten u. ä. 25 ff. 29 „Diagnosis“ der Pulse 14 „Entwicklung“ 17 Ethnographie 28 Erfindung 8 „Erlebnis“ 19 22 Erleuchtung, Licht, Feuer, Sonne 19 21 f. 35 f. Farbe 10 Farbbezeichnung 39 Individuum 28 Kategorien 20 38 „Kapital samt Zinsen“ 20 Metapher 38 Nachbildungen 7 Organe, psychische und physische 24 Pneumaprinzip 24 Prooimion 6 29 Puls, u. a. Wahrnehmbarkeit, Tastsinn 12, Kurven 9 Semiotik 27 Signalement 27 Systole und Diastole beim Puls passim Techniker (Künstler): Ausbildung der Sinnesorgane 10 Theorie und Praxis 6 8 Übung 17 23 Unbewußter Fortschritt 20 Verbände 7 Wachstum der Erkenntnisfähigkeit 19 Wahrnehmung, intuitive 20 Weine 28